# Poursuis tes rêves

## Tome 3

**Reiki**

**Paulo**

# Poursuis tes rêves

## Tome 3 – Reiki

### 3ème Degré - Shinpiden

Paulo

**Introduction**

Après avoir exploré, dans le tome 1, les différentes religions que Maître Usui aurait pu étudier, puis abordé l'importance des symboles dans nos sociétés dans le tome 2, je vous propose, dans ce tome 3, d'approfondir le concept de l'éveil. Nous aborderons les notions de karma, tout en travaillant sur votre bien-être mental et émotionnel et, pourquoi pas, aller au-delà.

Si vous avez déjà pratiqué et médité, vous devriez ressentir en vous un changement. Un changement qui permettra aux différents aspects de l'éveil de vous parler plus clairement.

Dans ce tome, vous commencerez à établir des liens avec les deux premiers volumes et vous y reviendrez pour enrichir encore votre compréhension du Reiki, ainsi que d'autres aspects connexes.

Vous découvrirez également le deuxième et le troisième symbole du système Reiki de Maître Usui : Sei Hei Ki et Hon Sha Ze Sho Nen.

Je vous souhaite un bon apprentissage et une agréable lecture.

# Satori

悟
り

## L'éveil et l'illumination

L'éveil et l'illumination sont des concepts profonds qui traversent diverses traditions philosophiques et religieuses. Ils désignent généralement des états de conscience et de compréhension supérieurs, souvent associés à une transformation personnelle radicale. Nous allons explorer ces concepts à travers différentes perspectives, notamment le bouddhisme, l'hindouisme, le christianisme et la psychologie moderne.

## L'Éveil dans les Traditions Orientales

Dans le bouddhisme, l'éveil est connu sous le terme « Bodhi ». Il représente l'atteinte de l'illumination ou de la compréhension ultime de la nature de la réalité. Selon les enseignements bouddhistes, l'éveil est atteint lorsque l'on comprend les Quatre Nobles Vérités et que l'on surmonte les illusions de l'ego et du désir.

### Les Quatre Nobles Vérités

**La Vérité de la Souffrance (Dukkha) :** La vie est marquée par la souffrance et l'insatisfaction.

**La Vérité de l'Origine de la Souffrance (Samudaya) :** La souffrance est causée par le désir et l'attachement.

**La Vérité de la Cessation de la Souffrance (Nirodha) :** Il est possible de mettre fin à la souffrance.

**La Vérité du Chemin qui Mène à la Cessation de la Souffrance (Magga) :** Le Noble Chemin Octuple est le moyen d'atteindre cette cessation.
**Le Noble Chemin Octuple :** Ce chemin comprend la vision juste, l'intention juste, la parole juste, l'action juste, les moyens d'existence justes, l'effort juste, l'attention juste et la concentration juste.

Dans l'hindouisme, l'éveil est souvent lié au concept de « Moksha », la libération du cycle des réincarnations (Samsara). Moksha est atteint lorsque l'individu réalise son identité avec le divin absolu, Brahman.

### Les Voies de la Libération

**Le Karma Yoga (voie de l'action désintéressée) :** Agir sans attachement aux fruits de ses actions.

**Le Bhakti Yoga (voie de la dévotion) :** Dévotion et amour pour une divinité personnelle.

**Le Jnana Yoga (voie de la connaissance)** : Réalisation par la connaissance et la méditation.

**Le Raja Yoga (voie de la méditation)** : Discipline mentale et méditation pour atteindre l'unité avec le divin.


### L'Éveil dans les Traditions Occidentales

Dans **le christianisme**, l'illumination est souvent associée à une relation personnelle avec Dieu. Elle peut être perçue comme une révélation divine ou un éveil spirituel qui conduit à une compréhension plus profonde des vérités religieuses.


**Mysticisme Chrétien** : Les mystiques chrétiens comme Saint Jean de la Croix et Sainte Thérèse d'Avila ont décrit l'illumination comme une expérience directe de la présence de Dieu. Ces expériences sont souvent caractérisées par des visions mystiques et une transformation intérieure.

**Révélation Divine** : L'illumination est aussi liée à la révélation divine où une personne reçoit une compréhension ou une guidance spéciale de Dieu, souvent par la prière ou la méditation.

**Philosophie Grecque** : Les philosophes grecs tels que Platon ont aussi exploré des notions similaires à l'éveil. Dans la « Caverne de Platon », l'éveil représente la sortie de l'obscurité de la caverne pour voir la lumière du soleil, symbolisant la connaissance et la vérité.


### Éveil et Illumination dans la Psychologie Moderne

**La psychologie transpersonnelle** explore les expériences de transcendance et de réalisation de soi. Les théoriciens comme Abraham Maslow et Carl Jung ont examiné comment l'éveil spirituel ou mystique peut contribuer au développement personnel et à l'auto-réalisation.

**Maslow et l'Actualisation de Soi** : Maslow a introduit le concept d'auto-actualisation où une personne réalise son potentiel complet, ce qui peut inclure des expériences d'éveil spirituel.

**Jung et l'Individuation** : Jung a parlé du processus d'individuation où l'individu intègre différentes parties de lui-même, y compris l'aspect spirituel, pour atteindre un état de complétude.

## Neurosciences et Méditation

Les neurosciences modernes ont étudié les effets de la méditation sur le cerveau et la conscience. Les recherches montrent que des pratiques comme la méditation de pleine conscience peuvent induire des changements dans les régions cérébrales liées à la perception, à la régulation émotionnelle et à l'attention.

**Réduction du Stress :** La méditation peut réduire le stress et améliorer le bien-être mental, des aspects souvent associés à des expériences d'éveil.

**Changements Cérébraux :** Des études d'imagerie cérébrale ont montré que la méditation affecte les structures cérébrales, comme l'insula et le cortex préfrontal, qui sont liées à la conscience et à l'attention.

L'éveil et l'illumination sont des concepts qui transcendent les frontières culturelles et religieuses. Qu'il s'agisse de la compréhension ultime de la réalité dans le bouddhisme, de la libération du cycle des réincarnations dans l'hindouisme, de l'expérience mystique dans le christianisme ou des découvertes en psychologie moderne, ces états représentent des aspects profonds de l'expérience humaine. Ils témoignent de la quête universelle de sens, de compréhension et de transformation personnelle.

**De nombreux personnages**

De nombreux personnages célèbres à travers l'histoire ont connu des états d'éveil ou d'illumination, chacun ayant utilisé des méthodes différentes pour y parvenir. Voici quelques exemples notables, ainsi que les procédés qu'ils ont suivis :

**Siddhartha Gautama (Bouddha)**

**Contexte :**

- **Époque :** VIe siècle av. J.-C.
- **Tradition :** Bouddhisme

**Procédé :**

- **Recherche Spirituelle :** Siddhârta Gautama, prince indien, a renoncé à ses richesses et à sa vie confortable pour chercher la vérité sur la souffrance et le chemin vers l'illumination.

- **Méditation :** Après plusieurs années de pratiques ascétiques sévères, il a réalisé que l'extrémisme était inutile. Il a alors adopté la Méthode du Milieu, une voie équilibrée entre l'extrême ascétisme et la vie hédoniste.

- **Révélation :** Il a atteint l'éveil sous un figuier, connu sous le nom d'arbre de Bodhi, après une méditation profonde de plusieurs jours, durant laquelle il a compris les Quatre Nobles Vérités et a atteint le Nirvana, la libération de la souffrance.

*

**Lao Tseu**

**Contexte :**

- **Époque :** VIe siècle av. J.-C.
- **Tradition :** Taoïsme

**Procédé :**

- **Écriture du Tao Te Ching :** Lao Tseu est souvent associé au texte fondamental du taoïsme, le *Tao Te Ching*, qu'il aurait écrit pour exprimer sa vision de l'harmonie universelle et de la sagesse.

- **Retraite et Méditation :** Selon les traditions, Lao Tseu se serait retiré dans les montagnes pour méditer et vivre en harmonie avec le Tao, la voie naturelle de l'Univers.

*

**Ramana Maharshi**

**Contexte :**

- **Époque :** 1879-1950
- **Tradition :** Hindouisme

**Procédé :**

- **Révélation Mystique :** Ramana Maharshi a vécu une expérience d'éveil intense à l'âge de 16 ans où il a eu une vision de la réalité ultime et une compréhension directe de son propre soi (Atman).

- **Pratique de l'Auto-Enquête :** Après cette expérience, il a consacré sa vie à la pratique de l'auto-enquête (Atma Vichara), une méthode de questionnement profond pour réaliser la nature véritable du soi.

- **Retraite à Arunachala :** Il a vécu en retraite sur la montagne sacrée d'Arunachala, offrant ses enseignements et guidant les chercheurs spirituels.

*

**Saint Jean de la Croix**

**Contexte :**

- **Époque :** 1542-1591
- **Tradition :** Christianisme Mystique

**Procédé :**

- **Ascèse et Contemplation :** Saint Jean de la Croix a vécu une vie d'ascèse et de contemplation. Ses écrits mystiques, comme « La Montée du Carmel » et « Les Cantiques Spirituels » décrivent le chemin de purification de l'âme et l'union mystique avec Dieu.

- **Expérience Mystique :** Il a décrit des expériences de purification profonde et d'union avec Dieu, souvent appelées la « nuit obscure de l'âme », où l'âme passe par des épreuves pour atteindre une communion plus profonde avec le divin.

*

**Sainte Thérèse d'Avila**

**Contexte :**

- **Époque :** 1515-1582
- **Tradition :** Christianisme Mystique

**Procédé :**

- **Réformes et Pratiques Mystiques :** Sainte Thérèse a fondé plusieurs couvents et a réformé l'ordre des Carmes. Ses écrits, comme « Le Livre de la Vie » et « Le Château Intérieur », décrivent son voyage spirituel et ses expériences mystiques.

- **Contemplation Profonde :** Elle a pratiqué la méditation et la contemplation profonde, décrivant des états d'union mystique avec Dieu et des visions spirituelles.

*

**Eckhart Tolle**

**Contexte :**

- **Époque :** Né en 1948
- **Tradition :** Spiritualité Contemporaine

**Procédé :**

- **Révélation Personnelle :** Eckhart Tolle a connu un éveil spirituel soudain à l'âge de 29 ans, après une période de dépression et de désespoir. Cette expérience a radicalement transformé sa vision de la vie.

- **Écriture et Enseignement :** Il est devenu un auteur et un enseignant spirituel, publiant des livres influents comme « Le Pouvoir du Moment Présent » et « Nouvelle Terre ». Il met l'accent sur la conscience du moment présent et la transcendance de l'ego.

Ces figures remarquables ont suivi divers chemins pour atteindre des états d'éveil et d'illumination. Leurs méthodes varient grandement, allant de la méditation et l'ascèse à l'écriture mystique et l'auto-enquête. Malgré leurs différences, ces expériences révèlent une quête commune pour une compréhension plus profonde de la réalité et de soi-même, transcendant les limites de l'ego et des perceptions ordinaires.

Il est difficile de dresser une liste exhaustive de toutes les personnes qui ont atteint l'illumination dans le monde car ce concept est à la fois subjectif et transculturel. De plus, les expériences d'illumination sont souvent personnelles et peuvent ne pas être reconnues ou documentées de manière officielle.

**Satori**

Le terme « Satori » et ses équivalents en japonais, chinois et sanskrit, ainsi que son origine.

**Satori en Japonais : 悟り**

Ce terme signifie « éveil » ou « illumination » dans le contexte du zen japonais. Il décrit une réalisation soudaine et profonde de la vérité ultime souvent expérimentée comme une révélation intuitive ou une compréhension instantanée de la nature de la réalité.

**Satori en Chinois : 悟 (Wù)**

En chinois, ce caractère est utilisé pour signifier « compréhension », « réalisation » ou « éveil ».

**Satori en Sanskrit**

Le terme « Satori » n'a pas un équivalent direct en sanskrit. Cependant, les concepts liés à l'illumination ou à l'éveil en sanskrit comprennent :

**Sanskrit : बोधि (Bodhi)**

Le terme « Bodhi » signifie « éveil » ou « illumination » dans le bouddhisme. Il est utilisé pour décrire la compréhension complète de la nature de la réalité et de la fin de la souffrance.

**Origine et Contexte**

**Origine Japonaise :** Le terme « Satori » provient du japonais et est étroitement lié au zen, une école du bouddhisme qui met l'accent sur la méditation et l'expérience directe de l'éveil. Dans le contexte du zen, Satori est souvent associé à une réalisation soudaine et transcendantale de la nature de la réalité et du soi.

**Contexte Zen :** Dans le bouddhisme zen, Satori est une expérience de réalisation intérieure qui transcende les concepts intellectuels et permet à l'individu de voir directement la vérité de son propre être et de la nature de la réalité. C'est souvent le résultat d'une pratique méditative profonde et d'une discipline rigoureuse.

**Comparaison avec d'autres Traditions :** En chinois, le caractère « 悟 » est utilisé dans des contextes philosophiques et religieux pour exprimer des concepts similaires d'éveil ou de réalisation. En sanskrit, « Bodhi » est le terme le plus commun pour désigner l'illumination, bien que le contexte et les implications puissent varier selon les différentes traditions bouddhistes.

« Satori » est un terme japonais utilisé dans le contexte du zen pour désigner une réalisation profonde et soudaine de la vérité. Il est lié à des concepts similaires dans d'autres traditions, mais le terme précis et ses connotations varient selon le contexte culturel et religieux.

## La synchronicité

La synchronicité est un concept développé par le psychologue suisse Carl Jung. Il est souvent associé à la recherche spirituelle et à l'illumination. Voici une explication détaillée du concept de synchronicité et son rapport avec la voie de l'illumination :

### Qu'est-ce que la Synchronicité ?

La synchronicité est un terme créé par Carl Jung pour décrire la survenue simultanée d'événements ou de phénomènes qui semblent liés par un sens significatif plutôt que par une relation causale. En d'autres termes, il s'agit de coïncidences significatives où deux ou plusieurs événements se produisent en même temps ou de manière étroitement liée. Ces événements ont une signification personnelle ou symbolique pour l'individu.

### Principes Clés

**Signification Personnelle :** Les événements synchronistiques ont souvent une signification particulière pour la personne qui les expérimente, souvent révélatrice de ses états intérieurs, de ses préoccupations ou de son cheminement spirituel.

**Absence de Relation Causale :** Contrairement à la causalité, où un événement en cause un autre, la synchronicité se réfère à des événements qui sont liés par le sens ou le symbole plutôt que par la cause et l'effet.

Un exemple classique de synchronicité pourrait être de penser intensément à un vieil ami que vous n'avez pas vu depuis des années et, juste au moment où vous y pensez, vous le rencontrez par hasard dans la rue. La coïncidence a une signification personnelle et symbolique pour vous, même si elle n'est pas causée par une relation causale.

### Synchronicité et Illumination

La synchronicité et l'illumination sont souvent liées dans le contexte de la spiritualité et de la croissance personnelle. Voici comment :

### Révélation Spirituelle

**Expériences Significatives :** Sur le chemin de l'illumination, les personnes peuvent vivre des moments de synchronicité qui semblent confirmer ou clarifier leur cheminement spirituel. Par exemple, une série de coïncidences significatives peut apparaître à un moment crucial de la vie d'une personne, renforçant son sentiment d'être sur le bon chemin.

**Guidance Spirituelle :** Les synchronicités peuvent être perçues comme des signes ou des messages venant de l'Univers, de l'inconscient ou d'une source spirituelle. Elles peuvent fournir des indications ou des validations concernant les choix et les directions spirituelles.

### Alignement avec la Réalité

**Convergence de la Vie :** Les personnes qui se rapprochent de l'illumination peuvent remarquer que leur vie semble plus alignée avec un sens plus profond ou un but plus élevé. La synchronicité peut être vue comme un reflet de cet alignement où les événements se déroulent de manière harmonieuse et significative.

**Interconnexion :** La perception de la synchronicité peut renforcer la compréhension de l'interconnexion entre tous les aspects de la vie et de la réalité, un aspect souvent révélé dans des états d'éveil spirituel.

### Moment Présent

**Présence et Attention :** La reconnaissance de la synchronicité peut également être un signe que l'individu est plus présent et attentif au moment présent, une qualité souvent associée à l'illumination. En étant attentif aux signes et aux événements significatifs, une personne peut développer une conscience plus profonde de la réalité.

La synchronicité est un concept qui décrit des événements significatifs liés par le sens plutôt que par la causalité. Sur le chemin de l'illumination, les expériences de synchronicité peuvent servir de signes révélateurs ou de validations de la croissance spirituelle, renforçant le sentiment d'alignement avec un but ou une réalité plus profonde. En reconnaissant et en interprétant ces moments significatifs, une personne peut approfondir sa compréhension et son expérience de l'illumination.

### Synchronisations horaires

Liste des synchronisations horaires (heure miroir) courantes et leurs significations associées, souvent interprétées dans des contextes spirituels et ésotériques :

### 00:00 - Nouveau départ et potentiel illimité

- **Message :** Cette heure miroir symbolise un nouveau départ, une opportunité de repartir à zéro. Elle indique que l'Univers vous offre des possibilités infinies.
- **Signification :** Il est temps de libérer le passé et de se concentrer sur un futur sans limite. Un nouveau cycle commence.
- **Conseil :** Soyez ouvert aux changements et aux opportunités.

### 01:01 - Confiance en soi et écoute de l'intuition

- **Message** : Vous êtes encouragé à faire confiance à vos instincts et à vos décisions.
- **Signification** : Vous êtes sur la bonne voie et devriez faire preuve de plus de confiance en vous-même. Vous recevez des signes importants, écoutez-les.
- **Conseil** : Restez concentré sur vos objectifs et croyez en votre potentiel.

### 02:02 - Relations équilibrées et harmonie

- **Message** : L'Univers vous pousse à maintenir l'équilibre et l'harmonie dans vos relations personnelles et professionnelles.
- **Signification** : La dualité de cette heure indique l'importance des partenariats et de la collaboration.
- **Conseil** : Soyez attentif aux besoins des autres et évitez les conflits inutiles.

### 03:03 - Communication divine et soutien spirituel

- **Message** : Cette heure est souvent perçue comme un signe que vos guides spirituels, ou anges gardiens, vous envoient un message.
- **Signification** : Vous êtes soutenu spirituellement. Il peut être temps d'écouter vos pensées intérieures ou d'approfondir votre spiritualité.
- **Conseil** : Prenez le temps de méditer et de chercher à comprendre ce message subtil.

### 04:04 - Stabilité et protection

- **Message** : Vous êtes protégé par des forces supérieures et il est temps de renforcer la stabilité dans votre vie.
- **Signification** : Le chiffre 4 est associé à la solidité et à la protection. Vous avez un bon soutien qu'il soit spirituel ou terrestre.
- **Conseil** : Travaillez à construire des bases solides dans votre vie personnelle et professionnelle.

### 05:05 - Changement imminent et attention aux idées

- **Message** : Un changement important est en cours et l'Univers vous invite à faire attention à vos pensées et intentions.
- **Signification** : Les changements qui s'annoncent peuvent être positifs si vous savez les anticiper et les orienter dans la bonne direction.
- **Conseil** : Préparez-vous à l'inconnu et soyez prêt à vous adapter.

### 06:06 - Amour inconditionnel et relation saine

- **Message** : Le chiffre 6 est lié à l'amour, à la famille et aux relations. Cette heure miroir est un rappel de l'importance de l'amour et de la bienveillance dans votre vie.

- **Signification** : Vous êtes encouragé à cultiver des relations saines et harmonieuses, basées sur la compassion.
- **Conseil** : Soyez attentif aux besoins émotionnels des autres et donnez sans attendre en retour.

### 07:07 - Sagesse intérieure et développement spirituel

- **Message** : Cette heure est liée à la sagesse intérieure et à la chance spirituelle. Elle vous incite à écouter votre intuition et à développer votre savoir spirituel.
- **Signification** : Vous êtes en pleine croissance spirituelle et l'Univers vous aide à trouver la clarté et la perspicacité.
- **Conseil** : Prenez le temps de vous connecter à votre moi intérieur et faites confiance à votre sagesse.

### 08:08 - Réalisation matérielle et succès financier

- **Message** : L'heure 08:08 est souvent associée à l'abondance matérielle et financière. C'est un signe de prospérité à venir.
- **Signification** : Vous êtes sur le point d'atteindre des objectifs matériels importants. Les fruits de vos efforts sont proches.
- **Conseil** : Continuez à travailler avec discipline et persévérance pour réaliser vos ambitions.

### 09:09 - Fin d'un cycle et préparation pour de nouvelles aventures

- **Message** : Le chiffre 9 indique la fin d'un cycle important dans votre vie. C'est le moment de vous préparer pour de nouveaux commencements.
- **Signification** : Vous êtes sur le point de clore un chapitre de votre vie. Cela peut être une opportunité pour réévaluer vos priorités.
- **Conseil** : Ne craignez pas les fins. Elles préparent toujours le terrain pour de nouveaux départs.

### 10:10 - Croissance personnelle et optimisme

- **Message** : 10:10 est un puissant indicateur de croissance personnelle. Vous êtes en phase d'évolution et les portes de nouvelles opportunités s'ouvrent.
- **Signification** : Cette heure représente un équilibre entre développement personnel et opportunités à saisir dans tous les aspects de la vie.
- **Conseil** : Restez positif et concentrez-vous sur vos objectifs. Soyez prêt à accueillir les changements positifs.

### 11:11 - Ouverture spirituelle et synchronicité divine

- **Message** : L'heure 11:11 est l'une des plus puissantes heures miroirs. Elle est souvent perçue comme un portail vers une connexion spirituelle plus profonde.
- **Signification** : Vous êtes aligné avec l'Univers et des synchronicités puissantes sont à l'œuvre dans votre vie.

- **Conseil** : Restez attentif aux signes autour de vous et faites confiance à votre cheminement spirituel.

### 12:12 - Équilibre et prise de conscience

- **Message** : Cette heure est un appel à rétablir l'équilibre dans votre vie et à prendre conscience de vos objectifs et ambitions.
- **Signification** : Il est temps de recentrer vos énergies et de vous concentrer sur ce qui compte réellement.
- **Conseil** : Privilégiez l'équilibre entre vie personnelle et professionnelle, ainsi qu'entre corps et esprit.

### 13:13 - Transformation et changements profonds

- **Message** : L'heure 13:13 indique que des transformations importantes sont sur le point de se produire. C'est souvent un signe de métamorphose personnelle ou professionnelle.
- **Signification** : Vous êtes dans une phase de transition qui, bien que déstabilisante, vous mènera vers une meilleure version de vous-même.
- **Conseil** : Embrassez le changement, même s'il semble difficile, car il vous amènera à un nouvel état d'épanouissement.

### 14:14 - Clarté mentale et équilibre émotionnel

- **Message** : Vous êtes appelé à équilibrer vos émotions et à clarifier vos pensées. C'est le moment de faire le tri dans vos sentiments.
- **Signification** : Cette heure miroir représente la maîtrise émotionnelle et la clarté d'esprit.
- **Conseil** : Prenez le temps de réfléchir à vos émotions et ne laissez pas vos sentiments vous submerger.

### 15:15 - Créativité et réalisation des projets

- **Message** : L'heure 15:15 est liée à la créativité et à la passion. Vous êtes en phase de réalisation et vos projets sont sur le point de se concrétiser.
- **Signification** : Votre créativité et votre passion sont des atouts majeurs dans ce moment de votre vie. Suivez vos impulsions créatives.
- **Conseil** : Soyez ouvert aux idées nouvelles et faites confiance à votre instinct créatif.

### 16:16 - Réflexion personnelle et recentrage

- **Message** : Cette heure miroir vous incite à la réflexion. Il est peut-être temps de vous retirer pour mieux vous recentrer.
- **Signification** : Un besoin de pause et de réflexion est nécessaire avant d'aller de l'avant.
- **Conseil** : Prenez du temps pour vous, détachez-vous des distractions extérieures et réfléchissez à vos prochains mouvements.

### 17:17 - Réalisation des objectifs et énergie positive

- **Message :** 17:17 est une heure de succès et de positivité. Vous êtes sur le point de réaliser vos objectifs.
- **Signification :** Vous avez fait le travail nécessaire et les résultats sont proches. C'est un message de persévérance.
- **Conseil :** Continuez dans la même direction avec détermination. Votre succès est assuré.

### 18:18 - Abondance matérielle et spirituelle

- **Message :** L'heure 18:18 signale l'abondance aussi bien sur le plan matériel que spirituel.
- **Signification :** Vous êtes en pleine période de prospérité. L'abondance se manifeste dans plusieurs aspects de votre vie.
- **Conseil :** Restez ancré et reconnaissant pour les bénédictions que vous recevez.

### 19:19 - Réussite et persévérance

- **Message :** Vous êtes très proche de réaliser un objectif important. L'Univers vous encourage à persévérer.
- **Signification :** Votre réussite est imminente, mais il est essentiel de rester concentré et de continuer à travailler avec diligence.
- **Conseil :** Gardez le cap, car les fruits de votre travail sont à portée de main.

### 20:20 - Prise de recul et observation de soi

- **Message :** Cette heure miroir est un appel à la réflexion intérieure. Prenez un moment pour évaluer vos actions récentes.
- **Signification :** Vous avez peut-être besoin de revoir certains aspects de votre vie avant de continuer.
- **Conseil :** Prenez le temps de réfléchir avant de prendre des décisions importantes.

### 21:21 - Accélération des événements positifs

- **Message :** Des opportunités positives se présentent à vous et des événements importants vont se produire rapidement.
- **Signification :** C'est un signe que des changements positifs sont à venir dans un avenir proche.
- **Conseil :** Soyez prêt à saisir les opportunités qui se présentent à vous.

### 22:22 - Harmonie intérieure et équilibre avec l'Univers

- **Message :** Vous êtes en parfait alignement avec les énergies de l'Univers. L'heure 22:22 est un signe de paix intérieure et d'équilibre.
- **Signification :** Vous avez atteint un état de tranquillité et d'harmonie. Vos efforts sont en phase avec le cosmos.

- **Conseil :** Continuez sur ce chemin car vous êtes en parfaite synchronisation avec votre destinée.

## 23:23 - Réflexion personnelle et attention aux décisions

- **Message :** Il est temps de faire le point sur votre vie et de prendre des décisions réfléchies.
- **Signification :** Vous êtes sur le point de prendre une décision importante. Réfléchissez bien avant de franchir le pas.
- **Conseil :** Ne prenez aucune décision à la légère. Assurez-vous d'avoir toutes les informations nécessaires.

Les heures répétitives sont souvent interprétées comme des signes de synchronicité et peuvent être vues comme des messages ou des guidances spirituelles.

## Heures Inversées

**01:10** : Quelqu'un pense à vous.
**02:20** : Faites attention aux choix importants.
**03:30** : Soyez patient, tout ne peut pas se réaliser immédiatement.
**04:40** : Une situation pourrait se compliquer.
**05:50** : Transformation, prudence avec les décisions prises.
**10:01** : Faites confiance à votre intuition.
**12:21** : Un message caché vous est transmis.
**13:31** : Attendez-vous à des changements soudains.
**14:41** : Soyez conscient de votre environnement.
**15:51** : Une surprise agréable est à venir.
**20:02** : Évitez de ressasser le passé, concentrez-vous sur l'avenir.
**21:12** : Votre créativité est à son apogée, exploitez-la.
**23:32** : Vous bénéficiez de la protection divine, dans la prise de bonnes décisions.

Ces interprétations peuvent varier selon les croyances individuelles mais elles sont souvent associées à des messages de l'univers ou des anges gardiens, guidant vers des réflexions sur soi-même et des opportunités à saisir.

## La synchronicité des rêves

La synchronicité des rêves est un concept fascinant qui se réfère à la coïncidence significative entre les rêves de différentes personnes ou entre les rêves et les événements de la vie éveillée. Ce concept peut être exploré à travers plusieurs perspectives, y compris la psychologie, la spiritualité et les phénomènes paranormaux. Voici un aperçu de ce que cela implique :

## Définition et Concept

Le terme « synchronicité » a été introduit par le psychologue Carl Gustav Jung pour décrire des coïncidences significatives qui ne sont pas causales mais qui ont une signification personnelle ou symbolique pour l'individu. La synchronicité des rêves se réfère donc à des coïncidences significatives entre les rêves de différentes personnes ou entre les rêves et la réalité extérieure.

**Rêves et Signification** : Lorsque des rêves semblent se synchroniser avec les expériences de vie ou entre les personnes, ils peuvent suggérer un lien sous-jacent ou un phénomène de résonance symbolique ou psychologique.

## Synchronicité entre Rêves de Différentes Personnes

**Rêves Partagés** : Il arrive parfois que plusieurs personnes aient des rêves similaires ou liés à des événements ou des thèmes communs. Cela peut se produire dans des groupes de personnes proches (comme une famille ou des amis) ou même entre personnes qui ne se connaissent pas.

**Exemples** : Une famille peut avoir des rêves récurrents sur un même lieu ou événement, ou des amis peuvent faire des rêves similaires en même temps. Dans certains cas, ces rêves peuvent refléter des préoccupations communes ou des émotions partagées.

## Synchronicité entre Rêves et Réalité

**Prémonitions** : Parfois, les rêves peuvent sembler prédire des événements futurs ou se synchroniser avec des situations réelles. Cela peut se manifester par des rêves qui précèdent des événements importants ou qui révèlent des informations pertinentes pour la vie quotidienne.

**Symbolisme** : Les rêves peuvent également refléter des symboles ou des thèmes qui ont une résonance particulière avec la réalité de l'individu. Par exemple, un rêve sur une perte de travail peut correspondre à des inquiétudes ou des changements dans la vie professionnelle.

### Interprétation Psychologique

**Inconscient Collectif** : Carl Jung a proposé l'idée de l'inconscient collectif qui est une couche de la psyché partagée par tous les humains, contenant des archétypes et des symboles universels. La synchronicité des rêves pourrait être liée à ce concept, où les rêves reflètent des motifs ou des symboles universels partagés.

**Projections** : Les rêves peuvent aussi être influencés par les préoccupations ou les pensées de l'individu. Les synchronicités pourraient être le résultat de projections personnelles ou de résonances psychologiques communes.

### Perspectives Spirituelles et Paranormales

**Connexion Spirituelle** : Certaines traditions spirituelles croient que les rêves peuvent être des moyens de communication avec des dimensions spirituelles ou des forces supérieures. Les synchronicités peuvent être interprétées comme des signes ou des messages de ces dimensions.

**Expériences Paranormales** : Certaines personnes considèrent les synchronicités de rêves comme des phénomènes paranormaux ou mystiques, où les rêves seraient connectés par des forces ou des énergies invisibles.

### Approche Pratique

**Tenir un Journal de Rêves** : Pour explorer la synchronicité des rêves, il peut être utile de tenir un journal de rêves et de noter les rêves, leurs thèmes et les événements de la vie quotidienne. Cela peut aider à identifier des motifs ou des coïncidences significatives.

**Réflexion et Analyse** : Réfléchir aux rêves et aux événements associés peut offrir des insights sur les connexions possibles et aider à comprendre leur signification personnelle ou symbolique.

### Application

**Prise de Conscience** : La prise de conscience de la synchronicité des rêves peut enrichir la compréhension de soi et des relations avec les autres. Cela peut également offrir une perspective plus profonde sur la manière dont les rêves reflètent et influencent la réalité.

La synchronicité des rêves est un domaine intrigant qui touche à la fois la psychologie, la spiritualité et la perception des phénomènes mystérieux. Les expériences individuelles et les interprétations varient mais la réflexion sur ces synchronicités peut offrir des perspectives intéressantes sur la connexion entre les rêves et la réalité.

## Synchronicité réponses magiques

La notion de « réponses magiques » en lien avec la synchronicité fait référence à des moments où des événements ou des réponses semblent se manifester de manière significative et miraculeuse en réponse à des questions ou à des besoins personnels. Ce concept touche à l'idée que l'Univers, ou des forces invisibles, peuvent répondre de manière appropriée à nos préoccupations et à nos demandes, souvent d'une manière surprenante ou inattendue.

### Définition et Concept

**Réponses Magiques** : Ces réponses se manifestent souvent sous la forme de coïncidences ou de synchronicités qui semblent répondre directement à une question ou à un besoin que vous avez exprimé, parfois de manière très précise ou opportune.

**Synchronicité** : Comme défini par Carl Jung, la synchronicité est la coïncidence significative de deux événements ou plus qui ne sont pas causaux mais qui ont une signification personnelle ou symbolique pour l'individu. Lorsqu'une réponse semble « magique », elle est souvent perçue comme une synchronicité particulièrement forte ou révélatrice.

### Exemples de Réponses Magiques

**Révélation Instantanée** : Vous pourriez vous poser une question importante ou chercher une direction dans la vie et soudainement, un livre que vous ouvrez, une conversation avec un inconnu ou un événement apparemment aléatoire vous apporte une réponse claire ou une inspiration qui résonne profondément avec votre question.

**Coïncidences Opportunes** : Vous pourriez avoir une idée ou un besoin spécifique et peu de temps après, vous rencontrez quelqu'un ou vivez une expérience qui fournit une solution ou une réponse directe à ce besoin.

### Perspectives Psychologiques

**Projection Psychologique** : La perception des réponses magiques peut être influencée par nos attentes ou nos désirs. La tendance à chercher des significations et à interpréter les événements en fonction de nos préoccupations personnelles peut renforcer l'impression que des réponses « magiques » sont des signes significatifs.

**Inconscient et Intuition** : Parfois, notre inconscient peut nous guider vers des réponses ou des solutions sans que nous en soyons pleinement conscients. Les synchronicités peuvent être interprétées comme des manifestations de cette guidance inconsciente.

**Perspectives Spirituelles et Mystiques**

**Signes et Messages** : Dans de nombreuses traditions spirituelles, les synchronicités sont vues comme des signes ou des messages provenant de l'Univers, des guides spirituels ou des forces supérieures. Les réponses magiques peuvent être considérées comme des confirmations que vous êtes sur le bon chemin ou que vos intentions sont en harmonie avec des principes plus grands.

**Manifestation** : Certaines philosophies spirituelles croient que les pensées et les intentions peuvent manifester des réalités. Les réponses magiques pourraient être perçues comme des manifestations tangibles des désirs ou des besoins exprimés par l'individu.

**Exploration Pratique**

**Journalisation des Synchronicités** : Tenez un journal pour noter les coïncidences, les rêves et les réponses inattendues que vous rencontrez. Cela peut aider à identifier des motifs ou des réponses récurrentes qui pourraient offrir des insights précieux.

**Réflexion et Méditation** : Utilisez la méditation ou la réflexion pour explorer les significations possibles des réponses magiques et comment elles se connectent à vos préoccupations ou questions. Cela peut aider à intégrer ces expériences dans une compréhension plus large de votre vie et de votre cheminement personnel.

**Impact sur la Vie Quotidienne**

**Renforcement de la Confiance** : Les expériences de réponses magiques peuvent renforcer la confiance en votre propre intuition, en l'Univers ou en une force supérieure. Elles peuvent offrir une sensation de connexion ou de soutien.

**Perspective et Interprétation** : Soyez conscient de la manière dont vous interprétez ces réponses. Elles peuvent offrir des indices précieux mais il est également important de maintenir un équilibre et de ne pas surinterpréter les coïncidences comme des signes absolus.

Les réponses magiques dans le contexte de la synchronicité font référence à des coïncidences significatives qui semblent répondre de manière précise et opportune à nos questions ou besoins personnels. Elles peuvent être interprétées de diverses manières en fonction des perspectives psychologiques, spirituelles ou mystiques et peuvent offrir des occasions de réflexion, de croissance et de connexion avec des aspects plus profonds de la vie.

**Pourquoi la recherche de l'éveil ?**

La recherche de l'éveil ou de l'illumination peut avoir des raisons variées, selon les croyances, les cultures et les objectifs personnels. Voici quelques raisons souvent évoquées :

**Compréhension de Soi** : Beaucoup cherchent l'illumination pour mieux comprendre leur propre nature et leur place dans le monde. Cela peut mener à une plus grande clarté sur leurs désirs, motivations et véritables besoins.

**Réduction de la Souffrance** : L'éveil est souvent associé à la fin de la souffrance ou à la réduction de la douleur émotionnelle et mentale. En atteignant un état d'illumination, certains croient qu'ils peuvent transcender les désirs et les attachements qui causent la souffrance.

**Sens de la Vie** : Pour certains, la quête d'illumination est une recherche de sens ou de but plus profond dans la vie. Cela peut offrir une perspective plus large et un sentiment d'unité avec l'Univers ou avec les autres.

**Paix Intérieure** : L'éveil est souvent associé à un état de paix intérieure où l'on se libère des turbulences mentales et émotionnelles. Cette paix peut conduire à une plus grande sérénité et à une meilleure qualité de vie.

**Connection Spirituelle** : Pour ceux qui ont des croyances spirituelles, l'illumination est souvent vue comme une connexion directe avec le divin, l'Univers ou une réalité supérieure. Cela peut offrir une expérience transcendante et une profonde satisfaction spirituelle.

**Amélioration Personnelle** : La quête de l'éveil peut être motivée par un désir d'amélioration personnelle, de croissance et de développement continu. Cela peut impliquer la purification de l'esprit, la discipline mentale et l'alignement avec des valeurs éthiques élevées.

**Contribution au Bien Commun** : Certaines personnes recherchent l'illumination dans l'espoir de contribuer au bien-être collectif, de développer des qualités telles que la compassion et la sagesse et d'apporter un changement positif dans le monde.

En fin de compte, la recherche de l'éveil ou de l'illumination est souvent une quête personnelle qui peut être façonnée par une combinaison de ces raisons et les réponses peuvent varier considérablement d'une personne à l'autre.

**Atteindre l'éveil**

Les étapes pour atteindre l'éveil ou l'illumination varient en fonction des traditions spirituelles et philosophiques. Cependant, il y a des thèmes communs dans de nombreuses traditions qui offrent une vue d'ensemble des processus généralement associés à cette quête. Voici quelques étapes souvent mentionnées :

**Prise de Conscience et Réflexion Initiale**

**Réveil au Désir de Changement** : La première étape consiste souvent à reconnaître une insatisfaction ou une quête de sens dans la vie. Cela peut mener à une réflexion sur les vérités profondes de l'existence.

**Enquête Intérieure** : Une prise de conscience croissante de ses propres pensées, émotions et motivations, ainsi que des limitations personnelles.

**Étude et Apprentissage**

**Exploration des Enseignements** : L'étude des enseignements spirituels ou philosophiques peut offrir des perspectives et des pratiques pour guider le cheminement. Cela peut inclure des textes sacrés, des philosophies ou des enseignements d'enseignants spirituels.

**Développement d'une Vision** : Apprendre les concepts clés, comme la nature de la réalité, le soi, et les voies vers l'éveil.

**Pratique Spirituelle**

**Méditation et Contemplation** : La pratique régulière de la méditation aide à calmer l'esprit, à développer une conscience plus profonde et à expérimenter des états de conscience modifiés.

**Discipline Éthique** : L'adoption de comportements éthiques et moraux, comme la non-violence, la compassion et l'honnêteté, est souvent vue comme essentielle pour purifier l'esprit et le cœur.

**Expérience Personnelle**

**Introspection et Transformation** : À ce stade, il est crucial d'examiner et de transformer les schémas mentaux et émotionnels limitants. Cela peut inclure la libération des attachements et des conditionnements personnels.

**Révélation Personnelle** : Des moments d'intuition ou de révélation peuvent se produire offrant des aperçus directs de la vérité ou de la nature de la réalité.

**Intégration et Application**

**Application des Enseignements** : Appliquer les insights et les pratiques dans la vie quotidienne en intégrant les nouvelles compréhensions dans ses actions, relations et choix.

**Équilibre et Harmonie** : Cultiver un équilibre intérieur et une harmonie avec le monde extérieur en pratiquant la pleine conscience et en restant connecté avec ses valeurs.

**Sérénité et Éveil**

**Réussite du Processus** : Dans cette phase, il y a souvent un sentiment de paix intérieure profonde, de libération des désirs et des souffrances, et de connexion avec une réalité plus vaste ou transcendante.

**Sagesse et Compassion** : L'éveil est souvent accompagné d'une plus grande sagesse et compassion, ainsi qu'une compréhension profonde de la nature interconnectée de toute existence.

**Continuité et Transmission**

**Continuité de la Pratique** : Même après avoir atteint des états élevés de réalisation, la pratique continue est souvent vue comme essentielle pour maintenir et approfondir l'éveil.

**Transmission aux Autres** : Dans certaines traditions, partager les enseignements et aider les autres dans leur quête spirituelle est une partie intégrante du chemin de l'éveil.

Chaque tradition peut avoir ses propres spécificités et nuances dans ces étapes. Par exemple, le Bouddhisme a des étapes comme les Quatre Nobles Vérités et le Sentier Octuple, tandis que d'autres traditions comme le Vedanta ou le Taoïsme ont leurs propres approches uniques.

**Est-ce que ça fait mal d'atteindre l'éveil ?**

Atteindre l'éveil ou pendant le processus peut effectivement être accompagné de douleur ou de difficultés. Bien que l'éveil soit souvent associé à une paix intérieure et à une libération de la souffrance, le chemin qui y mène peut-être complexe et éprouvant. Voici quelques aspects du processus qui peuvent être douloureux :

**Examen des Schémas de Souffrance** : L'exploration des racines de la souffrance personnelle et des schémas mentaux profondément enracinés peut être difficile. Cela implique souvent de revisiter des expériences passées douloureuses ou des croyances limitantes.

**Changement des Attachements** : Se détacher des désirs et des attachements personnels peut entraîner des sentiments de perte ou de vide surtout lorsqu'on abandonne des aspects de l'identité ou des possessions.

**Changements Internes** : Le processus de transformation intérieure peut être perturbant. Il peut entraîner des bouleversements émotionnels alors que les anciennes façons de penser et de ressentir sont remises en question ou modifiées.

**Lutte contre les Habitudes** : La discipline nécessaire pour changer les habitudes de pensée et de comportement peut créer des tensions et des résistances internes.

**Dissolution des Illusions** : Prendre conscience de la nature illusoire de certaines croyances ou perceptions peut être déstabilisant. La réalisation que certaines idées sur soi-même ou le monde sont erronées peut entraîner un sentiment de confusion ou de désorientation.

**Affrontement des Peurs** : L'éveil peut nécessiter de faire face à des peurs profondes ou des insécurités qui ont été évitées ou réprimées. Ce processus peut être éprouvant et nécessiter un courage considérable.

**Sentiment d'Isolement** : Parfois, ceux qui sont sur le chemin de l'éveil peuvent se sentir isolés ou incompris par les autres en raison de la nature unique et personnelle de leur expérience.

**Changement de l'Identité** : La déconstruction de l'ego et des identités personnelles peut être perturbante. Abandonner des aspects de soi qui ont été construits au fil du temps peut provoquer un sentiment de désorientation ou de crise existentielle.

**Acceptation des Réalités Difficiles** : L'éveil peut entraîner la confrontation avec des vérités difficiles sur le monde et la condition humaine telles que la douleur universelle et l'impermanence.

**Pratique Rigoureuse** : Les pratiques spirituelles, comme la méditation ou la discipline éthique, peuvent être exigeantes et nécessitent un engagement soutenu. Ce processus peut parfois mener à une fatigue mentale ou émotionnelle.

Il est important de se rappeler que ces difficultés sont souvent des aspects du chemin vers l'éveil, et qu'elles peuvent mener à une croissance personnelle profonde et à une compréhension accrue. De plus, ces expériences sont généralement temporaires et font partie du processus global de purification et de transformation.

Beaucoup de traditions spirituelles et philosophies offrent des outils et du soutien pour naviguer à travers ces défis, comme la guidance d'un enseignant spirituel, des pratiques de soutien ou des communautés de pratique. Le soutien et la persévérance peuvent aider à surmonter les difficultés rencontrées en cours de route.

**Savoir si l'on a atteint l'éveil**

Savoir si l'on a atteint l'éveil peut être subtil et dépend souvent des critères de la tradition spirituelle ou philosophique à laquelle on adhère. Cependant, plusieurs signes et expériences courants peuvent indiquer qu'une personne a fait des progrès significatifs ou a atteint un certain degré d'éveil. Voici quelques critères et indicateurs souvent associés à l'éveil :

**Absence de Souffrance Mentale** : Une paix intérieure stable qui transcende les perturbations émotionnelles et mentales habituelles. Les fluctuations émotionnelles et les pensées perturbatrices diminuent considérablement.

**Compréhension Profonde de la Réalité** : Une compréhension directe et intuitive de la nature de la réalité, du soi et de l'interconnexion entre toutes choses. Cela peut se manifester par des visions claires et une intuition profonde.

**Augmentation de la Compassion** : Un sentiment accru de compassion, d'empathie et d'amour inconditionnel pour soi-même et pour les autres. Les actions sont guidées par le désir de soulager la souffrance et d'aider les autres.

**Libération des Attachements** : Une diminution ou une absence d'attachements et de désirs personnels. Les préoccupations matérielles et les ambitions égoïstes ont moins de pouvoir sur l'individu.

**Présence Totale** : Une capacité accrue à vivre pleinement dans le moment présent, avec une conscience claire et sans distraction. Une présence totale dans les actions quotidiennes et les interactions.

**Transcendance de la Dualité** : Une expérience de la non-dualité où les distinctions entre le soi et l'autre, ou entre les opposés, deviennent moins marquées. Une sensation d'unité avec tout ce qui existe.

**Harmonie Intérieure** : Un état d'équilibre émotionnel, mental et physique où l'individu se sent en harmonie avec lui-même et avec le monde qui l'entoure. Les conflits internes et les perturbations sont résolus de manière fluide.

**Décisions Éclairées** : La capacité de prendre des décisions avec sagesse, clarté et discernement, en étant aligné avec des valeurs profondes et une compréhension accrue de la vie.

**Réactions Équilibrées** : Une réponse calme et mesurée aux défis et aux difficultés de la vie sans agitation excessive ou réactivité émotionnelle.

**Validation par les Enseignements** : Un alignement avec les principes et les critères des traditions spirituelles auxquelles on adhère. Les expériences personnelles correspondent souvent aux descriptions et aux conseils des enseignements spirituels.

**Simplicité et Authenticité** : Un retour à une manière de vivre plus simple et authentique avec une appréciation des aspects fondamentaux de la vie.

Il est important de noter que l'éveil est souvent considéré comme un processus plutôt qu'un état final ou fixe. Même après avoir atteint un niveau significatif d'éveil, il peut y avoir une continuité dans la croissance et l'approfondissement de la compréhension. En fin de compte, l'expérience de l'éveil est profondément personnelle et peut varier considérablement d'une personne à l'autre.

**L'éveil spirituel et le Reiki**

L'éveil spirituel et le Reiki sont deux concepts distincts mais ils peuvent parfois se croiser dans le cadre d'une pratique de guérison holistique et de développement personnel.

**L'éveil spirituel** fait référence à une prise de conscience profonde de la nature de l'existence et de la connexion avec quelque chose de plus grand que soi. Cela peut inclure :

- **Expansion de la conscience** : Sentiment de connexion avec l'Univers ou une plus grande réalité.

- **Transformation intérieure** : Changements profonds dans les perspectives, les valeurs et les comportements.

- **Recherche de sens** : Désir accru de comprendre le but de la vie et d'aligner ses actions avec ce sens.

- **Augmentation de l'empathie et de la compassion** : Sensibilité accrue aux besoins et aux souffrances des autres.

Les signes courants de l'éveil spirituel peuvent inclure des changements dans les habitudes de sommeil, des expériences mystiques, des périodes de solitude, des transformations émotionnelles et une quête de connaissance spirituelle.

**Le Reiki** est une technique de guérison énergétique qui vise à favoriser la guérison physique, émotionnelle et spirituelle.

Les principales caractéristiques du Reiki incluent :

- **Énergie universelle** : Le mot « Reiki » signifie « énergie vitale universelle ». Le praticien canalise cette énergie pour aider à rééquilibrer les énergies du receveur.

- **Imposition des mains** : Les praticiens de Reiki utilisent l'imposition des mains pour transférer l'énergie de guérison au receveur.

- **Harmonisation et équilibrage** : Le Reiki vise à harmoniser les centres énergétiques (chakras) et à équilibrer l'énergie dans le corps.

- **Pratique spirituelle et méditative** : Le Reiki inclut souvent des aspects de méditation et de développement personnel.

**Connexion entre l'éveil spirituel et le Reiki**

**Développement personnel** : Les deux pratiques peuvent contribuer au développement personnel et à la croissance spirituelle. Les personnes qui pratiquent le Reiki peuvent ressentir une expansion de leur conscience et une connexion accrue avec leur propre spiritualité.

**Guérison holistique** : Le Reiki peut faciliter un processus d'éveil spirituel en aidant à libérer des blocages énergétiques, émotionnels et mentaux.

**Recherche de paix intérieure** : L'éveil spirituel et le Reiki partagent l'objectif de promouvoir la paix intérieure et le bien-être global.

En résumé, l'éveil spirituel et le Reiki peuvent se compléter et s'enrichir mutuellement. Les deux impliquent une ouverture à des dimensions plus profondes de l'existence et peuvent aider les individus à mener une vie plus équilibrée et enrichissante.

# La « voie du Do »

道
の
道

**Trouver sa voie, sa passion, ses talents et son but**

Trouver sa voie, sa passion, ses talents et son but peut être un voyage profond et transformateur. Voici une série d'étapes et de réflexions qui peuvent vous aider à explorer ces aspects de votre vie :

**Exploration Personnelle**

**Auto-Analyse** : Prenez du temps pour vous connaître en profondeur. Réfléchissez à ce que vous aimez, à ce qui vous motive et à ce qui vous apporte de la joie et de la satisfaction. Tenez un journal pour noter vos pensées et réflexions.

**Bilan de Compétences** : Faites un inventaire de vos compétences et talents. Quels sont les domaines où vous excellez naturellement ? Quelles compétences acquises avez-vous trouvées les plus gratifiantes à utiliser ?

**Expérimentation**

**Essayer de Nouvelles Activités** : Engagez-vous dans diverses activités et expériences pour découvrir ce qui vous passionne. Cela peut inclure des hobbies, des projets bénévoles, des cours ou des emplois temporaires.

**Prendre des Risques Calculés** : N'ayez pas peur de sortir de votre zone de confort. Parfois, essayer quelque chose de nouveau ou différent peut révéler des talents cachés ou des passions inattendues.

**Écoute Intérieure**

**Méditation et Réflexion** : La méditation peut aider à clarifier vos pensées et à accéder à une compréhension plus profonde de vous-même. Pratiquez la pleine conscience pour être attentif à vos sentiments et intuitions.

**Écouter votre Voix Intérieure** : Faites attention aux moments où vous ressentez une profonde satisfaction ou un sentiment d'accomplissement. Ces moments peuvent indiquer une connexion avec votre véritable passion ou but.

**Recherches et Inspirations**

**Lire et Étudier** : Explorez des livres, des articles et des ressources sur la découverte de soi, le développement personnel et les parcours inspirants. Les histoires d'autres personnes peuvent offrir des perspectives et des idées.

**Mentorat et Guidance** : Cherchez des mentors, des conseillers ou des coachs qui peuvent vous offrir des conseils et une perspective extérieure. Ils peuvent vous aider à identifier vos points forts et à naviguer dans vos intérêts.

## Analyse des Valeurs et Objectifs

**Clarification des Valeurs** : Identifiez ce qui est important pour vous en termes de valeurs et de principes. Vos passions et votre but devraient être alignés avec vos valeurs fondamentales.

**Définir des Objectifs** : Établissez des objectifs à court et long terme basés sur vos découvertes personnelles. Avoir des objectifs clairs peut vous aider à rester concentré et motivé.

## Retours et Réflexion

**Demander des Retours** : Obtenez des feedbacks de personnes en qui vous avez confiance. Leur perspective peut offrir des insights précieux sur vos talents et votre potentiel.

**Réflexion Régulière** : Réévaluez régulièrement vos passions, talents et objectifs. Vos intérêts et vos aspirations peuvent évoluer avec le temps.

## Alignement et Intégration

**Aligner Vos Actions** : Essayez d'aligner vos actions quotidiennes et vos choix de vie avec vos passions et talents. Cela peut inclure des changements de carrière, des ajustements dans vos activités quotidiennes ou la poursuite de nouveaux projets.

**Intégrer les Découvertes** : Intégrez progressivement ce que vous avez découvert sur vous-même dans votre vie quotidienne et professionnelle. La cohérence entre vos intérêts et vos activités peut renforcer votre sens du but.

## Patience et Flexibilité

**Être Patient** : Trouver sa voie et son but est souvent un processus qui prend du temps. Soyez patient avec vous-même et reconnaissez que le chemin peut être non linéaire.

**Rester Flexible** : Soyez ouvert à la possibilité que vos passions et vos talents évoluent. La flexibilité vous permet de vous adapter aux changements et de saisir de nouvelles opportunités.

**Contribution et Impact**

**Chercher à Contribuer** : Réfléchissez à la manière dont vous pouvez utiliser vos talents et passions pour contribuer au bien-être des autres ou à la communauté. Un sens du but est souvent renforcé par l'impact positif que vous pouvez avoir sur le monde.

Ces étapes sont conçues pour vous aider à explorer et à découvrir ce qui vous est véritablement significatif. Le processus peut prendre du temps et nécessiter une exploration approfondie mais il peut également offrir une profonde satisfaction et un sentiment de direction dans votre vie.

**La « voie du Do »**

La « voie du Do » (ou « dō » en japonais) est un concept central dans plusieurs traditions japonaises et asiatiques qui fait référence à un chemin de pratique, de discipline et de développement personnel. Le terme « Do » signifie littéralement « chemin » ou « voie » et implique une quête constante de perfectionnement et d'éveil dans un domaine particulier. Voici une vue d'ensemble de ce concept :

**Origine et Signification**

**Étymologie** : En japonais, « 道 » (dō) signifie « voie » ou « chemin ». Le concept est emprunté à des traditions philosophiques et spirituelles asiatiques en particulier au bouddhisme, au taoïsme et au confucianisme.

**Philosophie** : La voie du Do implique une pratique continue, une discipline et une quête d'auto-amélioration. Elle est souvent associée à une recherche de l'excellence personnelle et à une compréhension plus profonde de soi-même et du monde.

**Applications et Traditions**

**Arts Martiaux** : Dans des disciplines comme le judo, le kendo, le iaido et le karaté, le terme « Do » est utilisé pour indiquer non seulement la maîtrise technique mais aussi le chemin spirituel et éthique associé à la pratique. Par exemple, le « judo » signifie « voie de la souplesse » et le « kendo » signifie « voie de l'épée ».

**Arts Traditionnels** : Le concept est également présent dans les arts traditionnels japonais comme le « sado » (la voie du thé) et le « shodo » (la voie de la calligraphie). Dans ces arts, le Do implique non seulement une technique raffinée mais aussi une pratique méditative et spirituelle.

**Philosophie et Spiritualité** : En philosophie, la voie du Do représente un chemin de croissance personnelle et de réalisation intérieure souvent associé à une approche équilibrée de la vie et de la compréhension des principes universels.

**Principes de la Voie du Do**

**Pratique Continue** : La voie du Do est caractérisée par une pratique régulière et dévouée. La maîtrise ne se termine jamais ; c'est un chemin d'amélioration constante.

**Discipline et Engagement** : Le chemin du Do exige une discipline rigoureuse et un engagement envers la pratique et les principes associés. Cela implique souvent des sacrifices et une persévérance face aux défis.

**Équilibre et Harmonie** : Chercher l'équilibre et l'harmonie dans la pratique et dans la vie quotidienne est essentiel. Le Do intègre souvent des aspects physiques, mentaux et spirituels pour atteindre une compréhension intégrée.

**Développement Personnel** : La voie du Do favorise le développement personnel et l'éveil intérieur. C'est un processus de transformation qui touche à la fois le corps, l'esprit et l'âme.

**Respect et Humilité** : Respecter les traditions et les enseignants, et maintenir une attitude d'humilité sont des aspects importants du chemin. Le respect pour la pratique, les autres et soi-même est essentiel.

**Impact et Réflexion**

**Impact Personnel** : Suivre la voie du Do peut conduire à une profonde satisfaction personnelle, à une meilleure compréhension de soi et à un sentiment d'accomplissement. C'est un chemin de croissance continu qui peut influencer positivement tous les aspects de la vie.

**Réflexion** : La voie du Do encourage la réflexion sur la nature de la pratique et de la vie elle-même. Elle invite à explorer le sens profond de chaque action et à vivre de manière plus consciente et réfléchie.

La voie du Do est un chemin de développement personnel et spirituel présent dans divers aspects de la culture japonaise et asiatique. Il représente un engagement envers la pratique, la discipline et l'amélioration continue dans un domaine spécifique tout en intégrant des principes de respect, d'équilibre et d'harmonie.

**La voie du do et le Reiki**

La voie du « Do » et le Reiki sont deux concepts qui partagent des racines philosophiques et spirituelles communes mais ils diffèrent dans leurs applications et leurs pratiques spécifiques. Voici une explication détaillée de chacun, ainsi que leur relation et leurs points communs.

Le terme « Do » (道) signifie « voie » ou « chemin » en japonais. Il est utilisé pour décrire un chemin spirituel ou philosophique dans plusieurs disciplines japonaises traditionnelles y compris les arts martiaux, les arts créatifs et les pratiques spirituelles. Voici quelques exemples :

- **Budo (武道)** : La voie des arts martiaux, comme le Judo, le Kendo, l'Aikido et le Karaté-do.
- **Chado (茶道)** : La voie du thé, également connue sous le nom de cérémonie du thé.
- **Shodo (書道)** : La voie de la calligraphie.
- **Kado (華道)** : La voie de l'arrangement floral, également connue sous le nom d'Ikebana.

Dans chaque « Do » l'accent est mis sur la discipline, la pratique continue, la méditation et le développement personnel et spirituel. L'objectif est souvent de transcender les techniques pour atteindre une compréhension plus profonde de soi et de la vie.

Le Reiki est une pratique de guérison énergétique développée par Mikao Usui. Les principes fondamentaux du Reiki incluent :

- **Transmission de l'énergie** : Par l'imposition des mains, le praticien canalise l'énergie universelle pour aider à la guérison.

- **Équilibrage des énergies** : Vise à harmoniser les chakras et à équilibrer les énergies du corps.

- **Principe de base** : Les cinq principes du Reiki, appelés « Gokai », qui encouragent la paix intérieure et la conscience spirituelle.

**Connexion entre la voie du « Do » et le Reiki**

**Philosophie commune** : Les deux approches partagent une philosophie centrée sur la connexion entre l'individu et l'univers, la recherche de l'équilibre intérieur et le développement spirituel.

**Discipline et pratique** : Tout comme les diverses voies du « Do », le Reiki nécessite une pratique régulière et une discipline personnelle pour maîtriser l'art de la guérison énergétique.

**Développement spirituel** : Tant la voie du « Do » que le Reiki visent à transcender les techniques pour atteindre une compréhension et une réalisation spirituelle plus profondes.

**Pratiques intégrées**

Certaines personnes intègrent les principes du Reiki dans leur pratique d'un « Do ». Par exemple :

- **Aikido et Reiki** : Les pratiquants d'Aikido peuvent utiliser le Reiki pour favoriser la guérison et l'équilibre énergétique après l'entraînement.

- **Chado et Reiki** : La pratique de la cérémonie du thé peut être enrichie par le Reiki en apportant une dimension de guérison énergétique et de paix intérieure.

La voie du « Do » et le Reiki, bien qu'étant des pratiques distinctes, peuvent se compléter et s'enrichir mutuellement. Les deux mettent l'accent sur la discipline, la pratique continue et le développement personnel et spirituel. En intégrant les principes du Reiki dans une voie du « Do », ou vice versa, les praticiens peuvent atteindre un niveau plus profond de compréhension et d'harmonie dans leur vie quotidienne.

**Trouver son élément**

Trouver son élément est une notion popularisée par Sir Ken Robinson, un expert en éducation, dans son livre « The Element : How Finding Your Passion Changes Everything ». Cela fait référence à la découverte de la convergence entre vos talents naturels et vos passions personnelles. Voici quelques points clés pour mieux comprendre cette idée :

**Talents Naturels** : Ce sont des aptitudes ou compétences innées que vous possédez, souvent révélées dès un jeune âge.

**Passions** : Ce sont des activités ou domaines qui vous enthousiasment et vous motivent profondément.

**Convergence** : Trouver son élément signifie identifier une activité ou un domaine où vos talents naturels et vos passions se rejoignent.

**Pourquoi est-ce important ?**

**Satisfaction Personnelle** : Travailler dans un domaine qui vous passionne et où vous excellez peut apporter une grande satisfaction personnelle et un sentiment d'accomplissement.

**Performance Améliorée** : Lorsque vous êtes dans votre élément vous êtes souvent plus productif et créatif car vous faites ce que vous aimez.

**Épanouissement** : Cela peut conduire à une vie plus épanouie et équilibrée tant sur le plan personnel que professionnel.

**Comment trouver son élément ?**

**Réflexion Personnelle** : Prenez le temps de réfléchir à ce que vous aimez vraiment faire et dans quels domaines vous excellez naturellement.

**Expérimentation** : Essayez différentes activités et voyez ce qui résonne le plus avec vous.

**Retour d'Informations** : Écoutez les retours des autres sur vos compétences et vos passions.

**Apprentissage Continu** : Soyez ouvert à apprendre et à évoluer. Parfois trouver son élément peut être un processus de découverte et d'affinage progressif.

**Artiste** : Quelqu'un qui aime dessiner depuis l'enfance et a un talent naturel pour l'art peut trouver son élément en devenant artiste.

**Enseignant** : Une personne qui aime aider les autres à apprendre et possède des compétences naturelles en communication peut trouver son élément dans l'enseignement.

Trouver son élément peut être une quête personnelle et évolutive mais c'est souvent une étape cruciale pour mener une vie épanouissante et significative.

**Le REIKI et l'élément**

Le Reiki est une pratique de guérison énergétique qui a des liens intéressants avec le concept de trouver son élément bien que les deux concepts proviennent de contextes différents. Comment le Reiki peut se connecter à la notion de trouver son élément :

**Rappel : Qu'est-ce que le Reiki ?**

Le Reiki est une technique de guérison énergétique japonaise développée par Mikao Usui au début du 20ème siècle. Il s'agit d'une méthode où le praticien canalise l'énergie universelle (Rei) à travers ses mains vers le receveur pour encourager la guérison physique, émotionnelle et spirituelle (Ki).

**Liens entre Reiki et Trouver son Elément**

### Équilibre Énergétique

**Reiki** : Le Reiki vise à rétablir l'équilibre énergétique du corps ce qui peut aider une personne à se sentir plus en harmonie avec elle-même.

**Élément** : Être dans son élément signifie également être en équilibre, en alignant ses talents et ses passions. Un équilibre énergétique peut faciliter ce processus de découverte personnelle.

### Clarté Intérieure

**Reiki** : Le Reiki peut aider à libérer les blocages énergétiques et à clarifier l'esprit ce qui permet une meilleure introspection et compréhension de soi.

**Élément** : Pour trouver son élément, il est souvent nécessaire de faire une introspection et de comprendre ses passions et talents. Le Reiki peut faciliter cette clarté intérieure nécessaire.

### Bien-être Holistique

**Reiki** : En promouvant le bien-être holistique (physique, mental, émotionnel et spirituel), le Reiki aide une personne à être dans un état optimal pour explorer et découvrir ses véritables passions et compétences.

**Élément** : Un bien-être holistique est souvent un indicateur que l'on est dans son élément. Lorsque vous êtes bien dans votre peau, vous êtes plus à même de vivre une vie alignée avec vos passions et talents.

## Connexion Spirituelle

**Reiki** : Le Reiki encourage une connexion plus profonde avec soi-même et l'Univers, facilitant une meilleure compréhension de sa place et de son but dans le monde.

**Élément** : Trouver son élément implique souvent une connexion profonde avec ce qui vous anime et vous motive à un niveau spirituel.

## Comment le Reiki Peut Aider à Trouver Son Elément

**Séances de Reiki** : Participer régulièrement à des séances de Reiki peut aider à équilibrer vos énergies, réduire le stress et clarifier vos pensées, facilitant ainsi le processus de découverte de votre élément.

**Pratique Personnelle** : Apprendre et pratiquer le Reiki vous-même peut être une voie vers une meilleure compréhension de vos énergies internes et de ce qui vous passionne.

**Intuition Accrue** : Le Reiki peut développer votre intuition, vous aidant à identifier plus facilement les activités et domaines où vous vous sentez vraiment aligné et épanoui.

Le Reiki et la quête de trouver son élément peuvent se compléter mutuellement. Le Reiki, en équilibrant et en clarifiant votre énergie, peut créer un état de bien-être propice à l'exploration et à la découverte de votre véritable passion et de vos talents naturels, vous aidant ainsi à trouver et à vivre dans votre élément.

# Karma

カルマ

**Le karma**

Le karma est un concept central dans plusieurs traditions religieuses et philosophiques notamment l'hindouisme, le bouddhisme, le jaïnisme et le sikhisme. Il désigne l'ensemble des actions d'un individu et leurs conséquences qui influencent la vie présente et les vies futures de cette personne. Voici quelques aspects clés du karma :

**Cause et Effet** : Le karma est souvent décrit comme une loi de cause à effet morale. Les actions positives, telles que les bonnes pensées, paroles et actes, engendrent des résultats positifs, tandis que les actions négatives conduisent à des conséquences négatives.

**Cycle de Réincarnation** : Dans les religions qui croient en la réincarnation, le karma joue un rôle crucial dans la détermination des circonstances de la prochaine vie. Les actions d'une personne dans sa vie actuelle influencent sa condition dans les vies futures, que ce soit en termes de bonheur, de souffrance, de statut social ou de situation économique.

**Libération Spirituelle** : Le but ultime dans de nombreuses traditions qui croient au karma est de se libérer du cycle des renaissances (samsara) et d'atteindre un état de libération spirituelle (moksha, nirvana, etc.). Pour y parvenir, il est souvent nécessaire d'accumuler un karma positif et de purifier le karma négatif.

**Responsabilité Personnelle** : Le concept de karma met l'accent sur la responsabilité individuelle. Chaque personne est responsable de ses actions et de leurs conséquences, ce qui incite à une conduite éthique et morale.

**Karma Collectif** : Certaines traditions reconnaissent également l'existence d'un karma collectif où les actions d'un groupe, d'une communauté ou même d'une nation peuvent avoir des répercussions collectives.

**Types de Karma** : Il existe différentes classifications de karma, notamment :

- **Sanchita Karma** : Le karma accumulé de toutes les vies passées.
- **Prarabdha Karma** : La portion de sanchita karma qui influence la vie actuelle.
- **Kriyamana Karma** : Les actions en cours qui produisent un karma futur.
- **Agami Karma** : Le karma futur engendré par les actions présentes.

Le karma n'est pas une simple récompense ou punition, mais plutôt une conséquence naturelle des actions qui s'inscrivent dans un cadre plus large de justice cosmique.

**C'est l'effet papillon ?**

L'effet papillon et le karma sont deux concepts distincts bien que les deux impliquent l'idée que de petites actions peuvent avoir de grandes conséquences. Voici comment ils se différencient et se rejoignent :

L'effet papillon est un concept issu de la théorie du chaos en mathématiques et en physique. Il suggère que de petites variations dans les conditions initiales d'un système peuvent entraîner des conséquences à grande échelle. Cette idée est souvent illustrée par l'image d'un papillon battant des ailes en Amazonie, ce qui pourrait éventuellement provoquer un ouragan au Texas.

**Caractéristiques de l'effet papillon :**

- **Origine scientifique** : Il provient de l'étude des systèmes dynamiques et chaotiques.
- **Imprévisibilité** : Les résultats des petites variations sont imprévisibles et peuvent être disproportionnés par rapport à la cause initiale.
- **Non-linéarité** : Les systèmes où s'applique l'effet papillon sont non linéaires, ce qui signifie que les effets ne sont pas proportionnels aux causes.
- **Exemples** : Météorologie, dynamique des populations, économie.

Le karma, comme mentionné précédemment, est un concept philosophique et religieux. Il est basé sur la loi de cause à effet morale où les actions (bonnes ou mauvaises) d'un individu influencent ses expériences futures.

**Caractéristiques du karma**

- **Origine religieuse et philosophique** : Présent dans l'hindouisme, le bouddhisme, le jaïnisme et le sikhisme.

- **Moralité** : Les conséquences sont liées à la nature morale des actions (bonnes actions = bonnes conséquences, mauvaises actions = mauvaises conséquences).

- **Temporalité** : Les effets karmiques peuvent se manifester dans cette vie ou dans des vies futures.

- **Responsabilité individuelle** : Met l'accent sur la responsabilité personnelle et la justice morale.

**Points de convergence**

- **Conséquences des actions** : Les deux concepts partagent l'idée que des actions peuvent avoir des conséquences significatives. Cependant, dans le karma, ces conséquences sont principalement morales et liées à la justice cosmique.

- **Interconnexion** : Les deux notions impliquent une forme d'interconnexion. Pour le karma, c'est l'interconnexion morale et spirituelle des actions et leurs effets ; pour l'effet papillon, c'est l'interconnexion des éléments dans un système complexe.

**Différences clés**

- **Nature des conséquences** : Les conséquences du karma sont morales et spirituelles, tandis que celles de l'effet papillon sont physiques et imprévisibles.

- **Prévisibilité et linéarité** : Le karma suppose un certain niveau de prévisibilité et de linéarité morale (bonnes actions entraînent de bonnes conséquences), tandis que l'effet papillon traite de systèmes où les effets sont imprévisibles et non linéaires.

En résumé, bien que le karma et l'effet papillon impliquent tous deux que de petites actions peuvent avoir des conséquences significatives, ils diffèrent fondamentalement dans leur origine, leur nature et leur champ d'application.

## Le karma dans le bouddhisme

Dans le bouddhisme, le karma (ou kamma en pali) est un concept central qui explique comment les actions des individus influencent leurs vies présentes et futures. Voici un aperçu détaillé du karma dans le bouddhisme :

## Principes de Base du Karma Bouddhiste

Le karma dans le bouddhisme est fondé sur l'idée que les actions (mentales, verbales, et physiques) ont des conséquences. Les bonnes actions, motivées par des intentions bénéfiques (comme la générosité, la compassion, et la sagesse), mènent à des résultats positifs. Les mauvaises actions, motivées par des intentions néfastes (comme la colère, la cupidité, et l'ignorance), entraînent des résultats négatifs.

## Intention (Cetana) :

L'importance de l'intention est cruciale dans le bouddhisme. Une action n'a des conséquences karmiques que si elle est intentionnelle. Une action faite sans intention délibérée ne produit pas de karma.

## Répercussions dans le Cycle de la Renaissance (Samsara) :

Les actions d'une personne influencent non seulement sa vie présente mais aussi ses futures renaissances. Les bonnes actions peuvent conduire à des renaissances favorables (comme dans des royaumes célestes ou en tant qu'humain dans de bonnes conditions), tandis que les mauvaises actions peuvent mener à des renaissances défavorables (comme dans des royaumes infernaux ou en tant qu'animal).

## Les Quatre Nobles Vérités et le Karma

Le karma est étroitement lié à la compréhension bouddhiste de la souffrance (dukkha) et de sa cessation. Les Quatre Nobles Vérités enseignent que la souffrance est causée par des désirs et des attachements, et que la cessation de la souffrance (nirvana) peut être atteinte par la pratique du Noble Sentier Octuple qui inclut des actions éthiques (sila), la méditation (samadhi) et la sagesse (prajna).

## Types de Karma :

- **Karma Accumulé (Sanchita Karma)** : Le stock de karma accumulé au fil des vies.
- **Karma Mûrissant (Prarabdha Karma)** : Le karma dont les effets se manifestent dans la vie présente.

- **Karma en Devenir (Kriyamana Karma)** : Les actions présentes qui créeront des résultats futurs.
- **Karma Futur (Agami Karma)** : Le karma qui sera créé par les actions présentes pour des vies futures.

**Pratiques et Karma**

**Éthique et Morale (Sila)**

La pratique de la moralité est essentielle pour créer un bon karma. Cela inclut l'observance des préceptes bouddhistes, comme ne pas tuer, ne pas voler, ne pas mentir, ne pas avoir de mauvaise conduite sexuelle, et ne pas consommer de substances intoxicantes.

**Méditation (Samadhi)**

La méditation aide à purifier l'esprit, réduisant ainsi les intentions et actions négatives qui pourraient produire un mauvais karma. Elle aide également à développer des états mentaux positifs et constructifs.

**Sagesse (Prajna)** :

Développer la sagesse permet de comprendre la nature de la réalité, de voir l'impermanence, la souffrance, et l'absence de soi (anatta). Cela mène à une diminution des désirs et des attachements, réduisant ainsi la création de mauvais karma.

Le karma dans le bouddhisme est une loi naturelle de cause à effet qui explique comment les actions influencent les expériences présentes et futures des individus. En cultivant des intentions et des actions positives, en pratiquant la moralité, la méditation, et la sagesse, les bouddhistes cherchent à créer un bon karma, réduire le mauvais karma et progresser vers la libération du cycle de la renaissance et de la souffrance (nirvana).

**Symbole karmique**

Le concept de karma, bien qu'étant une idée abstraite et philosophique, est souvent représenté par divers symboles et motifs dans différentes cultures et traditions spirituelles. Voici quelques symboles couramment associés au karma :

**Roue du Dharma (Dharmachakra)**

**Description** : La Roue du Dharma, souvent représentée avec huit rayons, est l'un des symboles les plus importants du bouddhisme.

**Signification** : Elle symbolise le chemin de l'éveil et la loi universelle. Les huit rayons représentent le Noble Sentier Octuple, qui inclut des pratiques éthiques, mentales et sages qui influencent le karma d'un individu.


## Noeud Infini

**Description** : Le nœud infini est un motif complexe de lignes entrelacées sans début ni fin.
**Signification** : Il symbolise l'interconnexion de tous les événements et actions dans le flux incessant du temps et de la vie. Dans le bouddhisme tibétain, il représente la nature infinie de la sagesse et de la compassion ainsi que l'intrication des causes et effets karmiques.


## Lotus

**Description** : Le lotus est une fleur qui pousse dans la boue mais s'élève et fleurit au-dessus de l'eau propre.
**Signification** : Il symbolise la pureté, l'élévation spirituelle et la renaissance. Le processus de croissance du lotus est souvent comparé à la progression spirituelle d'un individu qui purifie son karma et atteint l'illumination.


## Mandala

**Description** : Les mandalas sont des motifs géométriques complexes souvent utilisés dans les pratiques méditatives.
**Signification** : Ils représentent l'Univers et la structure de la réalité, montrant comment les actions d'une personne (représentées par des motifs individuels) sont interconnectées et influencent le tout.


## Symbole de l'Infini (∞)

**Description** : Le symbole de l'infini est un chiffre huit couché sur le côté.
**Signification** : Il représente l'éternité, l'infini et les cycles sans fin de cause et effet dans le karma.


## Yin et Yang

**Description** : Le symbole du Yin et Yang est un cercle divisé en deux moitiés ondulées, une moitié noire (Yin) et une moitié blanche (Yang), chacune contenant un point de l'autre couleur.
**Signification** : Bien que ce symbole soit d'origine taoïste, il est parfois utilisé pour illustrer l'équilibre et l'interconnexion des forces opposées, reflétant comment les actions (karma) créent un équilibre entre les conséquences positives et négatives.

Ces symboles servent de rappels visuels des principes du karma et de la loi de cause à effet. Ils sont utilisés dans diverses pratiques religieuses, méditatives et artistiques pour inspirer une vie éthique et consciente des conséquences de chaque action.

**Le karma dans le Reiki**

Le Reiki est une pratique de guérison énergétique qui trouve ses racines au Japon et qui est souvent associée à des concepts spirituels et holistiques. Bien que le Reiki et le karma proviennent de traditions culturelles et philosophiques différentes, il existe des intersections et des intégrations dans la pratique du Reiki où le concept de karma est pertinent.

**Le Karma dans le Contexte du Reiki**

**Purification Karmique** : Dans certaines écoles de pensée du Reiki, il est cru que l'énergie du Reiki peut aider à purifier le karma négatif accumulé. Les praticiens de Reiki peuvent travailler sur des blocages énergétiques qui sont considérés comme des manifestations physiques, émotionnelles ou spirituelles de karma négatif.

**Intention et Karma** : Le Reiki met un fort accent sur l'intention pure et bienveillante. Lorsqu'un praticien de Reiki canalise l'énergie de guérison, il le fait avec l'intention d'aider et de guérir sans attachement personnel. Cette intention pure est alignée avec la création de karma positif.

**Auto-guérison et Karma** : Le Reiki encourage la pratique de l'auto-guérison. En s'auto-traitant régulièrement, un praticien peut non seulement se guérir physiquement, émotionnellement et mentalement, mais aussi travailler sur la purification de son propre karma en cultivant des pensées et des actions positives.

**Harmonie et Équilibre** : Le but du Reiki est de restaurer l'harmonie et l'équilibre énergétique dans le corps. Cette recherche de l'équilibre peut être vue comme une forme de rééquilibrage karmique, où les énergies négatives sont transformées ou libérées, permettant ainsi à l'individu de vivre en alignement avec des énergies positives.

**Transmission de l'Énergie et Karma**

Lors d'une session de Reiki, l'énergie transmise par le praticien est considérée comme universelle et non personnelle. Cette énergie universelle est censée être pure et bienveillante ce qui peut aider à neutraliser ou transformer les énergies négatives ou karmiques de la personne recevant le traitement.

**Pratiques Reiki Liées au Karma**

**Symboles Reiki et Karma** : Les praticiens de Reiki utilisent des symboles pour canaliser et diriger l'énergie. Certains croient que certains symboles peuvent spécifiquement aider à traiter et à purifier le karma. Par exemple, le symbole Sei He Ki est souvent utilisé pour guérir des blessures émotionnelles et mentales, ce qui peut inclure des aspects karmiques.

**Méditation et Karma** : La méditation est une composante importante du Reiki. Les méditations de Reiki peuvent inclure des intentions spécifiques pour la purification karmique, l'alignement spirituel et la création de karma positif.

**Affirmations et Karma** : Les affirmations positives sont souvent utilisées en Reiki pour renforcer l'intention et guider l'énergie de guérison. Des affirmations liées à la purification du karma et à la création de bonnes actions peuvent être intégrées dans les pratiques de guérison Reiki.

En résumé, dans le cadre du Reiki, le karma est souvent compris comme une composante énergétique et spirituelle des défis physiques, émotionnels et mentaux. Les praticiens de Reiki cherchent à travailler avec cette énergie pour favoriser la guérison, l'équilibre et la purification, aidant ainsi les individus à créer un karma positif et à progresser sur leur chemin spirituel.

**Les cinq lois du karma et les préceptes**

Il est intéressant de rapprocher les **5 lois du karma** et les **cinq préceptes de Maître Usui Mika**, car les deux concepts sont liés à des principes spirituels, éthiques et philosophiques qui guident le comportement humain pour atteindre une vie équilibrée et harmonieuse.

**Contexte des 5 lois du karma :** Les **lois du karma** proviennent des enseignements spirituels hindous et bouddhistes. Le **karma** est la loi universelle de cause à effet : chaque action (pensée, parole ou geste) produit une conséquence. Voici un résumé des cinq lois du karma :

1. **La grande loi** : Vous récoltez ce que vous semez. Ce que vous donnez à l'Univers, vous le recevrez en retour.

2. **La loi de la création** : La vie ne se passe pas simplement, vous devez y participer activement en créant les circonstances souhaitées.

3. **La loi de l'humilité** : Vous devez accepter ce qui est, avant de pouvoir changer quoi que ce soit.

4. **La loi de la croissance** : Le véritable changement vient de l'intérieur. Pour transformer le monde, commencez par vous-même.

5. **La loi de la responsabilité** : Vous êtes responsable de vos propres actions et expériences.

**Contexte des cinq préceptes de Maître Usui Mikao**

Mikao Usui, le fondateur du **Reiki**, a formulé cinq préceptes pour guider ses élèves et les aider à vivre en harmonie avec eux-mêmes et les autres. Ces préceptes sont les principes éthiques du Reiki et sont destinés à encourager une vie paisible et équilibrée. Ils sont les suivants :

1. **Je me libère de toute colère.**

2. **Je me libère de toute préoccupation.**

3. **Je rends grâce pour mes nombreuses bénédictions.**

4. **Je travaille honnêtement.**

5. **Je respecte la vie sous toutes ses formes.**

**Comparaison des 5 lois du karma et des préceptes de Maître Usui Mika**

**1. La grande loi du karma & Se libérer de la colère**

- **Karma** : La grande loi stipule que tout ce que vous faites, dites ou pensez revient à vous. Une énergie négative comme la colère attire plus de colère et de souffrance.

- **Précepte** : Se libérer de la colère est un moyen de cultiver des vibrations positives. En éliminant la colère, vous favorisez un karma positif, en attirant la paix et la sérénité.

**Lien** : Les deux principes enseignent que la gestion de nos émotions influence directement la qualité de notre vie et de notre karma. La colère est un frein à l'harmonie, et sa gestion est essentielle pour élever notre énergie.

**La loi de la création & Se libérer de la préoccupation**

- **Karma** : La loi de la création nous rappelle que nous devons être des participants actifs dans notre vie. En créant des pensées et des actions positives, nous construisons un avenir serein.

- **Précepte** : Se libérer des préoccupations permet de créer un esprit calme et clair, indispensable pour attirer des circonstances positives et éviter de générer des pensées négatives.

**Lien** : Pour créer la vie que vous désirez, il faut apprendre à lâcher prise et ne pas se préoccuper de ce qui échappe à votre contrôle. L'attitude proactive requiert une confiance intérieure, sans être alourdie par des soucis inutiles.

**La loi de l'humilité & Rendre grâce pour les bénédictions**

- **Karma** : La loi de l'humilité suggère que pour changer notre réalité, nous devons d'abord accepter les choses telles qu'elles sont. Se rebeller contre la réalité engendre des conflits internes.

- **Précepte** : Rendre grâce pour ses bénédictions est un acte d'humilité. Reconnaître et être reconnaissant pour ce que vous avez vous permet d'attirer davantage d'abondance et de rester connecté à la simplicité et à la satisfaction.

**Lien** : L'humilité et la gratitude sont des forces puissantes pour cultiver un bon karma. En acceptant ce que vous avez, vous permettez aux bénédictions de continuer à affluer dans votre vie.

**La loi de la croissance & Travailler honnêtement**

- **Karma** : La loi de la croissance dit que pour transformer le monde, il faut d'abord se transformer soi-même. Les changements extérieurs ne se produisent qu'après un travail intérieur.

- **Précepte** : Travailler honnêtement fait référence à l'intégrité et à la sincérité dans ses actions quotidiennes. En travaillant honnêtement, vous favorisez un développement personnel basé sur l'authenticité.

Les deux principes soulignent que la véritable transformation et le bon karma se manifestent lorsqu'on œuvre de manière sincère et authentique, en agissant avec intégrité dans tous les aspects de la vie.

**La loi de la responsabilité & Respecter la vie sous toutes ses formes**

- **Karma** : La loi de la responsabilité rappelle que nous sommes responsables de ce qui nous arrive. Nos actions et décisions influencent directement notre expérience de vie.

- **Précepte** : Respecter la vie sous toutes ses formes implique de prendre soin de notre environnement et des autres êtres vivants. Ce respect favorise l'équilibre, la compassion, et génère un karma positif.

Prendre la responsabilité de ses actions et respecter toutes les formes de vie vont de pair. Les deux enseignent que l'harmonie avec les autres et la nature découle de notre responsabilité personnelle envers le bien-être de tous.

Les **cinq lois du karma** et les **préceptes de Maître Usui Mikao** se rejoignent sur plusieurs points, notamment en ce qui concerne la création d'une vie harmonieuse, éthique et centrée sur la responsabilité personnelle. Ces deux systèmes de pensée nous encouragent à prendre conscience de nos actions, pensées et émotions, tout en cultivant des attitudes positives telles que l'humilité, la gratitude, le respect et la sincérité dans notre travail.

Les deux approches insistent sur le fait que ce que nous émettons dans le monde (en termes d'énergie, d'émotions ou d'actions) nous revient sous forme de conséquences, que ce soit sous forme de karma ou d'harmonie dans notre vie quotidienne. En suivant ces principes, chacun peut améliorer son bien-être spirituel et émotionnel, tout en contribuant à un monde plus équilibré.

# Gassho

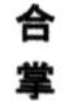

**Namaste**

« Namaste » est un terme sanskrit couramment utilisé en Inde et dans d'autres cultures influencées par l'hindouisme, le bouddhisme et le yoga. Il est souvent employé comme salutation, mais il porte aussi une signification spirituelle et culturelle plus profonde. Voici une explication détaillée de « Namaste » :

**Signification et Utilisation**

**Salutation**

**Usage quotidien** : En Inde et dans certaines autres cultures asiatiques, « Namaste » est une salutation courante. Elle est utilisée pour dire bonjour ou au revoir, similaire à « bonjour ».

**Gestuelle** : Lorsque les gens disent « Namaste », ils joignent généralement les paumes de leurs mains devant la poitrine, les doigts pointés vers le haut, et inclinent légèrement la tête. Ce geste est connu sous le nom d'Anjali Mudra ou Pranamasana en yoga.

**Signification littérale**

« Namaste » est composé de deux mots sanskrits : « Namaḥ » (qui signifie « révérence » ou « salutation ») et « te » (qui signifie « à toi »). Ainsi, « Namaste » peut être traduit littéralement par « je m'incline devant toi » ou « je te salue ».

**Connotation spirituelle**

**Reconnaissance du divin** : « Namaste » est souvent interprété comme « le divin en moi s'incline devant le divin en toi ». Cela reflète une reconnaissance de l'interconnexion et de l'unité entre tous les êtres.

**Respect et humilité** : En utilisant « Namaste », une personne exprime son respect, son humilité et son appréciation pour l'autre.

**Usage dans le Yoga et la Méditation**

**Fin de séance de yoga :**

À la fin des cours de yoga, les professeurs et les élèves échangent souvent un « Namaste » pour clore la session. Cela symbolise la gratitude et l'honneur mutuel pour la pratique partagée.

**Rituels spirituels :**

Dans les contextes spirituels, « Namaste » est utilisé pour montrer leur respect envers les enseignants, les divinités et lors de cérémonies religieuses.

**Usage en dehors de l'Inde**

**Culture mondiale**

Avec la popularité croissante du yoga et de la méditation à travers le monde, « Namaste » est devenu un terme connu internationalement. Il est souvent utilisé dans les studios de yoga et les communautés de bien-être.

**Adaptation culturelle**

Dans les contextes non indiens, « Namaste » conserve souvent sa signification de respect et de reconnaissance de l'autre. Cependant, il peut aussi être utilisé de manière plus informelle, parfois simplement comme un signe de gratitude ou d'appréciation.

« Namaste » est bien plus qu'une simple salutation. C'est une expression de respect profond, d'humilité et de reconnaissance de la divinité intérieure présente en chaque individu. Son utilisation dans le quotidien, les pratiques spirituelles et les séances de yoga souligne l'importance de la connexion humaine et de l'appréciation mutuelle.

*

**« Gassho » et « Namasté »**

« Gassho » et « Namasté » sont deux gestes et expressions de respect qui proviennent de traditions culturelles et spirituelles distinctes, mais ils partagent des valeurs communes de révérence et de connexion spirituelle. Voici une comparaison approfondie des deux :

**Gassho (cf. Tome 2)**

**Origine** : Le terme « Gassho » (合掌) provient du japonais et est utilisé dans les traditions bouddhistes et dans certaines pratiques japonaises. Il se traduit littéralement par « mains jointes » ou « mains en prière ».
**Gestuelle** : Le geste associé à Gassho consiste à joindre les paumes des mains devant la poitrine, les doigts pointant vers le haut, souvent accompagné d'une légère inclinaison de la tête ou d'un petit salut. Ce geste est similaire à celui utilisé dans la salutation « Namasté », mais il est plus spécifique à la tradition bouddhiste et japonaise.

**Signification**

**Respect et Humilité** : Gassho exprime un profond respect, une humble soumission et une attitude de gratitude envers les autres ou envers le divin.

**Éveil Spirituel** : Dans le contexte bouddhiste, Gassho est un signe d'ouverture à l'enseignement et à la pratique spirituelle. Il symbolise l'unité et la paix intérieure.

**Utilisation** : Gassho est couramment utilisé lors des prières, des méditations, et des cérémonies religieuses dans les temples bouddhistes. Il est également utilisé comme salutation dans certains contextes formels.

*

**Comparaison et Connexions**

**Gestuelle et Signification Commune**

Les deux gestes impliquent de joindre les mains devant la poitrine et d'incliner légèrement la tête, ce qui symbolise un respect profond et une attitude d'humilité.

Les deux expressions de respect sont liées à la spiritualité et à la reconnaissance de la dimension divine ou sacrée dans chaque personne.

**Contextes Culturels**

**Gassho** est principalement utilisé dans les traditions bouddhistes et japonaises, tandis que **Namasté** est plus courant dans les traditions hindouistes, et yogiques en Inde et dans les régions environnantes.

Bien que les contextes culturels diffèrent, les deux gestes sont employés dans des moments de prière, de méditation et de salutations respectueuses.

**Application dans le Yoga et la Méditation**

Dans le yoga, « Namasté » est souvent utilisé pour conclure les séances de pratique, exprimant gratitude et respect.

Le geste de **Gassho** peut également être utilisé dans les pratiques de méditation et les cérémonies bouddhistes, servant à centrer l'esprit et à honorer les enseignements.

Bien que « Gassho » et « Namasté » proviennent de traditions différentes et soient utilisés dans des contextes culturels distincts, ils partagent des valeurs communes de respect, d'humilité et de connexion spirituelle. Les deux gestes expriment une reconnaissance profonde de l'autre et une ouverture spirituelle, soulignant l'importance de la révérence et de la paix intérieure dans leurs traditions respectives.

**« Namasté » et le Reiki**

« Namasté » et le Reiki sont deux concepts qui se rejoignent dans leurs valeurs fondamentales de respect, d'harmonie et de connexion spirituelle, mais ils proviennent de traditions différentes.

**Connexions entre Namasté et le Reiki**

**Respect et Reconnaissance de la Divinité Intérieure :**

Tant « Namasté » que le Reiki impliquent une reconnaissance de la dimension spirituelle et divine présente en chaque individu. « Namasté » salue cette essence divine en l'autre, tandis que le Reiki cherche à canaliser l'énergie universelle pour harmoniser cette essence.

**Pratique Spirituelle et Énergie**

Le geste et la salutation « Namasté » peuvent être vus comme une forme de connexion spirituelle et de respect qui prépare le terrain pour des pratiques de guérison comme le Reiki. Les deux pratiques visent à créer une atmosphère d'harmonie et de paix.

**Approche Holistique**

Les deux concepts adoptent une approche holistique de la santé et du bien-être. Le Reiki travaille avec l'énergie pour promouvoir la guérison, tandis que « Namasté » reflète une attitude de respect et de connexion qui soutient le bien-être spirituel et émotionnel.

**Intégration dans la Pratique du Yoga**

Dans les séances de yoga, « Namasté » est souvent utilisé pour conclure la pratique, créant un espace sacré et respectueux qui peut également favoriser la réceptivité à des pratiques de guérison comme le Reiki. Le respect mutuel exprimé par « Namasté » peut faciliter un environnement propice à l'énergie positive et à la guérison.

« Namasté » et le Reiki, bien qu'appartenant à des traditions différentes, partagent une profonde appréciation pour la connexion spirituelle et l'énergie universelle. « Namasté » exprime le respect et la reconnaissance de l'essence divine en chacun, tandis que le Reiki se concentre sur l'harmonisation et la guérison de cette énergie.

En combinant ces deux pratiques, on peut créer une expérience enrichissante qui célèbre et soutient le bien-être spirituel et énergétique.

# OM

ॐ

**Symbole OM :** ॐ

**Origine et Signification de "OM"**

Le son **OM** (également écrit **AUM**) est l'un des symboles les plus sacrés et universels dans la spiritualité, principalement dans les traditions hindoues, bouddhistes et jaïnes. OM n'est pas seulement un son, c'est aussi une syllabe mystique, une vibration primordiale que l'on retrouve dans les écritures sacrées indiennes comme les **Védas** et les **Upanishads**.

**Origine Védique** : OM remonte à l'époque des Védas (textes sacrés de l'hindouisme, datant d'environ 1500-1200 av. J.-C.). Les premiers sages védiques considéraient OM comme la manifestation sonore de l'Univers. Ils percevaient le son comme l'essence même de toute création, une vibration cosmique fondamentale.

**Signification** : OM est souvent traduit comme « le son de l'univers » ou « le son primordial ». Il est censé représenter la réalité ultime, l'union de l'esprit et du corps, du monde matériel et spirituel.

La syllabe **AUM** peut être décomposée en trois parties distinctes :

- **A** représente la création (Brahma), le commencement de toute chose.
- **U** symbolise la préservation (Vishnu), la durée de la vie et de l'existence.
- **M** incarne la destruction ou la transformation (Shiva), la fin qui précède un nouveau cycle.

Ces trois aspects correspondent à un cycle cosmique continu de naissance, de vie, et de mort, ce qui en fait une syllabe complète qui englobe tout l'univers.

**OM dans les Différentes Traditions Spirituelles**

**Hindouisme**

Dans l'hindouisme, OM est central à pratiquement tous les rituels, prières et méditations. Il est récité au début et à la fin des mantras, des prières, et des cérémonies religieuses. Les Hindous croient qu'OM est non seulement le son de la création, mais aussi la clé pour atteindre un état de conscience supérieur.

- **Symbolisme des trois sons** : Dans la tradition hindoue, OM est aussi considéré comme la manifestation de la trinité divine hindoue : **Brahma**, **Vishnu** et **Shiva**.

- **Mantra OM** : OM est récité pour purifier l'esprit et éveiller l'énergie spirituelle intérieure. Le son crée une vibration qui harmonise le corps et l'esprit.

**Bouddhisme**

Dans le bouddhisme, OM est intégré dans plusieurs mantras puissants, le plus connu étant le **mantra de Chenrezig (Avalokiteshvara)** :

**"Om Mani Padme Hum"**. Ce mantra est utilisé pour développer la compassion et la paix intérieure. OM, au début du mantra, symbolise la pureté du corps, de la parole et de l'esprit.

- **OM Mani Padme Hum** : Ce mantra est traduit par « Le joyau est dans le lotus » et est récité pour atteindre la sagesse et la compassion.

- **Utilisation dans la méditation** : Dans le bouddhisme tibétain, OM est souvent chanté ou récité pour apaiser l'esprit et encourager la méditation profonde.

**Jaïnisme**

Dans le jaïnisme, OM est également utilisé comme un mantra sacré. Il est associé aux cinq Êtres Suprêmes (Arihant, Siddha, Acharya, Upadhyaya, et Sadhu) et symbolise la vénération envers eux. La répétition de OM aide les fidèles à se connecter à ces entités spirituelles et à avancer dans leur cheminement vers la libération.

**Sikhisme**

Bien que OM ne soit pas central dans le sikhisme comme dans les autres traditions indiennes, une notion proche appelée **"Ik Onkar"** (Unité de Dieu) existe. Ce concept est souvent chanté dans les hymnes et exprime l'unité divine.

**Symbolisme Profond de OM**

Le symbole ॐ **(OM)** est riche en significations visuelles et philosophiques. Ce symbole est souvent représenté avec trois courbes principales et un point au-dessus d'un croissant.

**Les trois courbes** symbolisent les trois états de conscience :

- **Veille** (Jagrat) : Représenté par la plus grande courbe en bas, est lié au monde extérieur.
- **Rêve** (Swapna) : La courbe intermédiaire représente l'état de rêve, lié au monde intérieur.
- **Sommeil profond** (Sushupti) : La courbe supérieure symbolise l'état d'inconscience, où aucune activité mentale n'a lieu.

**Le croissant et le point** au-dessus des trois courbes :

- Le croissant représente **Maya**, le voile de l'illusion qui nous sépare de la réalisation de l'ultime vérité.
- Le point au sommet symbolise **Turya**, l'état absolu de conscience ou d'illumination, au-delà des trois autres états de conscience.

**Applications Spirituelles et Pratiques du OM**

**Méditation :** OM est souvent utilisé dans la pratique méditative pour centrer l'esprit. Le simple fait de chanter ou de réciter OM permet de synchroniser la respiration et de calmer l'esprit. Voici quelques façons d'intégrer OM dans la méditation :

**Chant vibratoire :** Les vibrations produites par le chant d'OM aident à équilibrer les énergies internes, favorisant la paix intérieure et la clarté mentale.

**Méditation sur le son :** Dans certaines traditions yogiques, les pratiquants méditent sur la vibration interne du OM, visualisant ce son résonnant dans tout leur corps, harmonisant les chakras et les énergies spirituelles.

**Dans le yoga :** OM est souvent chanté en début et en fin de séance pour aligner l'énergie du corps avec celle de l'Univers. Les yogis croient que le chant de OM libère le mental de l'agitation et permet d'accéder à des états de conscience plus élevés.

**Chakra et énergie :** Le son OM est étroitement lié au chakra de la couronne (Sahasrara), situé au sommet de la tête, qui est le centre de la connexion avec le divin.

**Mantra et récitation**

La récitation de OM est souvent utilisée pour purifier l'esprit et élever l'âme. Les pratiquants croient que la répétition de ce son, en tant que mantra, permet d'atteindre un état de calme profond et de conscience élargie. Les **mantras OM** sont souvent pratiqués dans les temples ou pendant les cérémonies spirituelles.

**OM dans la Science et les Recherches Contemporaines**

Les chercheurs modernes ont également étudié les effets physiologiques et psychologiques du chant de OM. Certaines études ont montré que le chant régulier de OM peut :

- **Réduire le stress** : Les vibrations créées par le son OM ont un effet apaisant sur le système nerveux parasympathique, réduisant le stress et l'anxiété.

- **Améliorer la concentration** : Le chant de OM favorise la concentration et la clarté mentale.

- **Harmoniser le cerveau** : Les ondes cérébrales produites lors de la récitation d'OM sont similaires à celles observées lors des états méditatifs profonds.

**OM dans la Culture Populaire**

Le symbole et le son OM ont largement dépassé le cadre des pratiques spirituelles pour devenir un symbole universel de paix, d'unité et de spiritualité dans le monde moderne. On le retrouve dans la mode, les bijoux, les tatouages, et même dans les musiques de relaxation ou les thérapies alternatives.
OM est bien plus qu'un simple son. C'est une représentation mystique du cosmos, de la conscience et de la création. Que ce soit dans l'hindouisme, le bouddhisme ou d'autres traditions, OM incarne une connexion profonde avec le divin et avec l'essence de l'Univers lui-même. À travers la méditation, le chant et la récitation, OM nous permet de puiser dans les énergies cosmiques, d'atteindre un état de paix intérieure et de nous harmoniser avec l'Univers.

**Le deuxième symbole sacré : Sei-Hei ki 清平気**

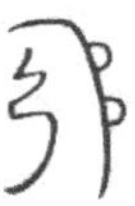

Le symbole Reiki **Sei Hei Ki**, également appelé le symbole mental et émotionnel, est le deuxième symbole dans la pratique du Reiki Usui traditionnel. Il est utilisé principalement pour la guérison des aspects mentaux et émotionnels, ainsi que pour équilibrer les énergies et éliminer les blocages émotionnels. Voici quelques détails importants à propos de ce symbole :

Kotodama ou Mantra : **Hey ! Hey ! Hi !**

Signification de **Sei Hei Ki** :

- **Sei** : signifie « la Terre » ou « la force de la Terre ».
- **Hei** : se traduit par « l'équilibre » ou « l'unité ».
- **Ki** : représente l'énergie vitale universelle.

Ensemble, **Sei Hei Ki** est interprété comme « Dieu et l'homme deviennent un » ou « l'équilibre de l'énergie ». Il symbolise l'harmonie entre les dimensions physiques et spirituelles, l'intégration de l'être humain avec l'énergie divine.

**Signification de « Sei-Hei Ki »**

**En japonais :**

**Sei** (清) signifie « pur », « propre » ou « nettoyer ».
**Hei** (平) signifie « paix » ou « harmonie ».
**Ki** (気) signifie « énergie » ou « force vitale ».

« Sei Hei Ki » en japonais 清平気 : signifie « **Énergie de l'Esprit de la Terre** ».

**En chinois :**

**Sei (精)** : signifiant « essence » ou « énergie ».
**Hei (气)** : signifiant « air » ou « énergie vitale ».
**Ki (灵)** : signifiant « esprit » ou « âme ».

Ainsi, « Sei Hei Ki » pourrait être transcrit en chinois comme : **精气灵 (jīng qì líng)**.

**En sanskrit :**

**Sei (精) :** «सत्त्व» (sattva)
**Hei (平) :** «शान्ति» (śānti)
**Ki (気) :** «प्राण» (prāṇa)

En combinant ces termes, on pourrait obtenir une phrase en sanskrit qui évoque des concepts similaires à ceux de « Sei-Hei Ki », mais il est important de noter que ce ne serait pas une traduction littérale ou officielle du terme japonais.

सत्त्व शान्ति प्राण (Sattva Śānti Prāṇa)

## Utilisation

**Symbole Mental/Émotionnel** : Le symbole « Sei Hei Ki » est principalement utilisé pour la guérison mentale et émotionnelle. Il aide à équilibrer les énergies psychiques, nettoyer les blocages émotionnels et promouvoir une paix intérieure.

**Dessiner le Symbole** : Il est généralement dessiné ou visualisé par le praticien de Reiki pendant une session de guérison. La méthode exacte pour le dessiner peut varier légèrement selon les écoles de Reiki, mais il se compose généralement de plusieurs traits spécifiques.

**Mantra** : Le nom « Sei Hei Ki » est également utilisé comme mantra. En le chantant ou en le répétant mentalement, il aide à activer les propriétés du symbole.

## Applications Pratiques

**Guérison des Traumatismes** : Utilisé pour aider à libérer les traumatismes émotionnels et les mémoires douloureuses.

**Réduction du Stress et de l'Anxiété** : Aide à calmer l'esprit et à réduire les niveaux de stress et d'anxiété.

**Renforcement de l'Harmonie** : Favorise un sentiment général d'harmonie et d'équilibre intérieur.

**Formation et Initiation**

**Niveaux de Reiki** : Le symbole « Sei Hei Ki » est généralement enseigné dans les formations en Reiki niveau 2. Les étudiants doivent être initiés par un maître Reiki pour utiliser efficacement ce symbole.

**Pratique Personnelle** : Les praticiens peuvent utiliser le symbole sur eux-mêmes ou sur les autres, en présence ou à distance.

**Histoire et Origines**

**Origine** : Comme les autres symboles Reiki, le Sei-Hei Ki a été introduit par Mikao Usui, le fondateur du Reiki. Les symboles ont été transmis et enseignés de manière traditionnelle de maître à élève.

**Évolution** : Au fil du temps, différentes écoles de Reiki ont pu développer des variations dans l'utilisation et l'interprétation des symboles.

**Visualisation et Méditation**

**Technique de Visualisation** : Les praticiens de Reiki visualisent souvent le symbole en l'imaginant brillant d'une lumière blanche ou dorée, entrant dans le corps et nettoyant les énergies négatives.

**Méditation** : En méditant sur le symbole, les praticiens peuvent approfondir leur connexion avec son énergie et augmenter leur propre bien-être mental et émotionnel.

**Symbolisme Additionnel**

**Union et Équilibre** : Le symbole « Sei-Hei Ki » représente aussi l'union des énergies opposées et l'équilibre entre les aspects « yin et yang » de l'énergie.

**Purification** : Il est également considéré comme un symbole de purification, nettoyant non seulement les énergies mentales et émotionnelles, mais aussi l'énergie environnante dans un espace.

Le symbole « Sei-Hei Ki » est un outil puissant dans le Reiki pour la guérison mentale et émotionnelle, favorisant la paix intérieure, la purification et l'harmonie. Sa pratique et son utilisation nécessitent une formation appropriée et une compréhension approfondie de ses implications énergétiques.

**L'action du « Sei-Hei Ki »**

Le « Sei-Hei Ki » est principalement associé à la guérison émotionnelle et mentale. Voici quelques-unes des actions et utilisations du « Sei-Hei Ki » :

**Équilibrage Émotionnel** : Le « Sei-Hei Ki » est utilisé pour aider à équilibrer les émotions. Il peut être appliqué pour apaiser les émotions intenses ou pour aider à guérir les blessures émotionnelles.

**Clarification Mentale** : Ce symbole peut aider à clarifier l'esprit, à améliorer la concentration et à calmer les pensées chaotiques ou négatives.

**Guérison des Traumas** : Il est souvent utilisé pour traiter les traumatismes émotionnels et psychologiques, en aidant à libérer les énergies négatives associées à ces expériences.

**Harmonisation** : Le « Sei-Hei Ki » aide à harmoniser les énergies du corps, ce qui peut être bénéfique pour le bien-être général et la santé mentale.

**Protection Psychique** : Il peut être utilisé pour créer une protection psychique contre les énergies négatives ou les influences externes indésirables.

En résumé, le « Sei-Hei Ki » joue un rôle crucial dans la guérison émotionnelle et mentale au sein de la pratique du Reiki, en aidant à équilibrer et à harmoniser les énergies de la personne.

*

**Le kanji 情 (Sei)**

Le kanji 情 est formé de deux parties appelées « radicaux » ou « composants ». Ces composants sont essentiels pour comprendre la signification et la prononciation du kanji. Analyse détaillée :

**Composants du Kanji 情**

**Radical de gauche : 忄**

**Nom** : Kokoro-hen (心/忄)

**Signification** : Ce radical est une variante de 心 (kokoro), qui signifie « cœur » ou « esprit ». Lorsqu'il est utilisé sur le côté gauche d'un kanji, il est appelé « kokoro-hen ».

**Implication** : Indique souvent des significations liées aux émotions, aux sentiments ou à l'état d'esprit.

**Radical de droite : 青**

**Nom** : Ao ou Sei

**Signification** : Ce kanji signifie « bleu » ou « **vert** », mais aussi « jeune » ou « inexpérimenté » dans certains contextes.

**Implication** : Bien que 青 par lui-même signifie « bleu/vert », dans le kanji 情, il contribue à la prononciation (phonétique) plutôt qu'à la signification.

## Signification de 情

Le kanji 情 combine ces deux composants pour former une signification complète :

- 忄 **(kokoro-hen)** : Émotions, cœur, esprit
- 青 **(sei)** : Phonétique

Ainsi, 情 fait référence à des « émotions » ou des « sentiments », indiquant un état émotionnel ou sentimental.

## Prononciation

- **On-yomi (lecture on)** : Sei
- **Kun-yomi (lecture kun)** : Nasa(ke) (情け)

Le kanji 情 (Sei) est composé du radical 忄 (kokoro-hen), signifiant « cœur » ou « esprit », et du kanji 青 (sei) qui, ici, contribue principalement à la prononciation. Ensemble, ces composants forment un kanji qui signifie « émotion » ou « sentiment ».

*

## Le Kanji Hei (平)

**Prononciation** :

**On-yomi (lecture on)** : Hei, Byou
**Kun-yomi (lecture kun)** : Taira, Hira

## Signification

Le kanji 平 (Hei) a plusieurs significations, généralement liées à l'idée de plat, d'équilibre ou de paix. Voici quelques-unes de ses significations principales :

- Plat (remettre à)
- Équilibré
- Paisible, Paix

**Utilisation dans des Mots Composés**

Le kanji 平 est utilisé dans de nombreux mots composés, souvent pour indiquer l'idée de paix, de calme ou d'égalité. Voici quelques exemples :

- 平和 **(heiwa)** : Paix
- 平等 **(byoudou)** : Égalité
- 平日 **(heijitsu)** : Jour de semaine
- 平均 **(heikin)** : Moyenne
- 平凡 **(heibon)** : Ordinaire, banal

**Composition et Étymologie**

Le kanji 平 est composé de 5 traits et a une structure relativement simple. Voici la décomposition des traits :

Le kanji 平 trouve ses origines dans les caractères chinois où il a conservé des significations similaires. Dans les écritures anciennes, il pouvait avoir des formes légèrement différentes, mais l'idée de base de platitude ou d'équilibre est restée constante.

**Exemples de Phrases**

平和が大切です **(Heiwa ga taisetsu desu)** : La paix est importante.
今日は平日です **(Kyou wa heijitsu desu)** : Aujourd'hui est un jour de semaine.
彼はとても平凡な人です **(Kare wa totemo heibon na hito desu)** : Il est une personne très ordinaire.

**Calligraphie**

En calligraphie japonaise (shodo), le kanji 平 peut-être écrit de manière très esthétique, avec des traits fluides et équilibrés, reflétant son sens de paix et d'équilibre.
Le kanji 平 (Hei) est un caractère important et polyvalent dans la langue japonaise, symbolisant des concepts de paix, d'égalité et de platitude. Il est utilisé dans de nombreux contextes et formes de communication, reflétant des valeurs centrales de la culture japonaise.

**Utilisation**

• Sur les blocages et les résistances du corps ;
• Sur des problèmes de longue date ;
• Sur les addictions à l'alcool, aux drogues et au tabac ;
• Sur l'anorexie mentale et la boulimie ;
• Sur les problèmes relationnels ;
• Sur la nervosité, la peur, les phobies ;
• Sur la colère, la tristesse et d'autres émotions ;

• Sur le deuil ;
• Sur l'amélioration de la mémoire ;
• Sur la valorisation des affirmations ;
• Sur l'amélioration de l'intuition et de l'inspiration ;
• Calme les atmosphères négatives ;
• Equilibre les énergies de votre maison, de votre travail, de vos cristaux ;
• Sur des arguments apaisants ;
• Améliorer les mauvaises communications ;
• Protège à tous les niveaux ;
• Protège de la perte de vos effets personnels ;
• Protège pendant vos déplacements ;
• Aide à retrouver les objets, les animaux, etc… perdus ;
• Améliore la créativité ;
• Aide les patients dans le coma et les traumatismes crâniens ;
• Agit sur les autres ainsi que sur soi-même.

**Création du symbole « Sei Hei Ki »**

Le symbole **Sei Hei Ki** est celui qui m'a le plus interrogé. J'ai recherché la source ou la manière dont Maître Usui aurait dessiné ce symbole. Bien que j'ai consulté divers livres et effectué des recherches sur Internet, ces ressources ne m'ont pas suffi.
J'ai réfléchi au symbole **Cho Ku Rei**, qui est simple et efficace, et dont le sens est clair. Il est, après tout, un symbole simple en soi.

C'est pourquoi les explications trouvées dans les livres, livrets et sur Internet ne me semblaient pas adéquates. Pourquoi Maître Usui aurait-il créé un symbole complexe alors que les autres symboles sont relativement simples ? Bien que leur mise en œuvre soit simple, les explications des autres symboles sont peut-être plus accessibles que celles du **Sei Hei Ki**.

J'ai poursuivi mes investigations sous divers angles et je vais partager avec vous mon cheminement et où mon intuition m'a conduit.

Je me suis d'abord penché sur l'explication sanscrite de **Hṛḥ**, étant donné que de nombreuses sources d'information en parlent.

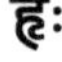

## Les syllabes sanscrites

En Mikkyo, ou bouddhisme ésotérique japonais, les syllabes sanscrites jouent un rôle crucial dans les mantras et les rituels. Ces syllabes, souvent issues du sanskrit, sont utilisées pour invoquer des énergies spirituelles, des divinités et pour effectuer des pratiques de purification et de bénédiction. Voici quelques-unes des syllabes sanscrites importantes dans les pratiques Mikkyo :

## Syllabes Bija (Syllabes Semences)

Les syllabes bija sont des sons sacrés qui représentent les énergies fondamentales des divinités bouddhistes et des forces cosmiques. Chaque syllabe a une signification et une utilisation spécifique dans les rituels ésotériques.

**OM (ॐ)** : La syllabe fondamentale qui représente le son originel et l'énergie universelle.

**AH (अ)** : Représente l'énergie du cœur et de la compassion.

**HUM (हूँ)** : Utilisée pour la transformation et la purification, souvent associée à la sagesse.

**HUM (हुं)** : Évoque la puissance et la concentration spirituelle.

**KRNTA (कृन्त)** : Associée à la destruction des obstacles et à la libération.

## Syllabes Associées aux Divinités

Ces syllabes sont liées à des divinités spécifiques dans le bouddhisme ésotérique et sont utilisées pour invoquer leur présence et leur énergie.

- **RA (र)** : Associée à la déité Vajrapani, symbole de protection et de force.
- **LA (ल)** : Souvent utilisée pour la purification et la bénédiction.
- **SA (स)** : Associée à la purification et au renouveau.

## Syllabes des Mantras

Les mantras composés de syllabes sanscrites sont utilisés pour diverses pratiques dans Mikkyo. Voici quelques exemples :

**OM MANI PADME HUM (ॐ मणि पद्मे हूँ)** : Un mantra célèbre pour invoquer la compassion et la sagesse d'Avalokiteshvara.

**OM AH HUM (ॐ अह हुं)** : Un mantra de purification et de protection.

### Syllabes dans les Mudras

Les mudras sont des gestes sacrés souvent associés à des syllabes spécifiques pour canaliser l'énergie spirituelle.

**GYA (ज्ञ)** : Utilisé pour invoquer la connaissance et la sagesse.
**NA (न)** : Associée à l'équilibre et à la paix intérieure.

### Syllabes dans les Sutras

Les sutras et les textes bouddhistes ésotériques utilisent des syllabes sanscrites pour exprimer des concepts ésotériques et des enseignements profonds.

**DA (दा)** : Peut être utilisé dans des contextes de dévotion et d'offrande.

**TA (त)** : Associée à la transformation et à la réalisation spirituelle.

Les syllabes sanscrites dans le Mikkyo sont des éléments essentiels des pratiques rituelles et méditatives. Elles sont souvent utilisées dans les mantras, les mudras, et les mandalas pour canaliser des énergies spécifiques et pour invoquer des puissances spirituelles. Ces syllabes jouent un rôle crucial dans la transmission des enseignements ésotériques et la réalisation spirituelle dans le bouddhisme Mikkyo.

La syllabe sanscrite « ह्रः » (hṛḥ) ne correspond pas directement au symbole du Reiki, mais elle partage des caractéristiques spirituelles et énergétiques similaires avec les symboles Reiki. Le symbole Reiki « Sei He Ki » est utilisé pour la guérison émotionnelle et mentale, tandis que la syllabe « ह्रः » est associée à la compassion et à l'énergie du cœur dans les traditions bouddhistes.

**Comparaison**

**Sei He Ki (清平気)**

Utilisé pour la guérison émotionnelle et mentale.

Aide à équilibrer les émotions, clarifier l'esprit et guérir les traumas émotionnels.

Représente la connexion entre le conscient et l'inconscient.

**ह्रः (hṛḥ)**

Mantra bija (syllabe germe) associé à Avalokiteshvara, le bodhisattva de la compassion.

Utilisé pour invoquer l'énergie de la compassion, ouvrir le cœur et promouvoir l'amour universel.

Symbolise une profonde connexion avec l'énergie du cœur et la guérison émotionnelle.


En termes de fonctions spirituelles et énergétiques, **« Sei He Ki » et « ह्रः »** (hṛḥ) se rapprochent par leur objectif commun de promouvoir la guérison émotionnelle et la compassion. Toutefois, ils appartiennent à des traditions et systèmes symboliques différents (Reiki pour « Sei He Ki » et bouddhisme pour « ह्रः »).


**Un mantra bija**


Un **mantra bija** (ou **bija mantra**) est une syllabe ou un son sacré qui est considéré comme une « graine » de pouvoir spirituel dans les traditions hindoues et bouddhistes.

Le mot sanskrit « bīja » signifie « graine » et ces mantras sont vus comme contenant l'essence condensée de certaines énergies ou divinités. Les bija mantras sont utilisés pour concentrer l'esprit, éveiller des énergies spirituelles et créer des vibrations spécifiques qui peuvent harmoniser le corps et l'esprit.
Voici quelques exemples de bija mantras courants et leurs associations :

ॐ **(Om)** : Considéré comme le son primordial de l'Univers, il représente la conscience universelle et est souvent utilisé pour la méditation et la purification.

ह्रीं **(Hrim)** : Associé à la déesse Shakti, il est utilisé pour la purification, la guérison et l'activation de l'énergie divine féminine.

क्रीं **(Krim)** : Associé à la déesse Kali, ce mantra est utilisé pour la transformation et la destruction des énergies négatives.

श्रीं **(Shrim)** : Associé à la déesse Lakshmi, il est utilisé pour attirer l'abondance, la prospérité et la beauté.

गं **(Gam)** : Associé à Ganesha, il est utilisé pour enlever les obstacles et favoriser les nouveaux commencements.

हूं **(Hum)** : Utilisé pour la protection et la dissipation des énergies négatives.

Les bija mantras sont souvent utilisés dans la méditation et les rituels pour aider à se connecter avec des aspects spécifiques de la divinité et des forces cosmiques. Ils sont réputés pour leur capacité à créer des vibrations puissantes et à induire des états de conscience élevés.

Pour la guérison mentale et émotionnelle, il existe plusieurs mantras bija (mantras racines) qui sont utilisés dans diverses traditions spirituelles.
Voici quelques-uns qui peuvent être particulièrement efficaces :

« **Om** » : C'est le mantra universel qui représente la vibration fondamentale de l'Univers. Il est souvent utilisé pour créer un équilibre général et favoriser la guérison à tous les niveaux, y compris mental et émotionnel.

Syllabe : **Om** (ॐ)

« **So Hum** » : Ce mantra signifie « Je suis cela » ou « Je suis le soi universel ». Il aide à la reconnexion avec le soi profond et favorise la guérison intérieure en éliminant les pensées négatives et en apportant une sensation de paix intérieure.

Syllabes : **So** (सो) et **Hum** (हम)

« **Lam** » : Ce bija mantra est associé au chakra racine (Muladhara). Il peut être utile pour établir un sentiment de sécurité et de stabilité émotionnelle qui est souvent nécessaire pour la guérison mentale.

Syllabe : **Lam** (लम्)

« **Yam** » : Ce mantra est lié au chakra du cœur (Anahata) et peut favoriser l'amour inconditionnel et la compassion, aidant à guérir les blessures émotionnelles et à ouvrir le cœur.

Syllabe : **Yam** (यम्)

« **Om Mani Padme Hum** » : Ce mantra tibétain est souvent utilisé pour la purification et la guérison. Il est associé à la compassion et est réputé pour ses effets apaisants sur le mental et les émotions.

Syllabes : **Om** (ॐ), **Ma** (म), **Ni** (नि), **Pad** (पद), **Me** (मे), **Hum** (हं)

Vous pouvez choisir un mantra en fonction de vos besoins spécifiques et de la partie de vous-même que vous souhaitez guérir. La répétition régulière de ces mantras, associé à la méditation, peut grandement contribuer à la guérison mentale et émotionnelle.


## REIKI en sanscrit


Le terme **« Reiki »** est d'origine japonaise et se compose de deux mots : **« Rei »** (霊) signifiant « esprit » ou « universel » et **« Ki »** (気) signifiant « énergie » ou « force vitale ». En sanskrit, l'idée derrière Reiki pourrait être exprimée à travers des concepts similaires, bien que le terme « Reiki » lui-même ne soit pas directement d'origine sanskrite.

Pour une approximation en sanskrit, vous pourriez utiliser des termes qui capturent le sens de l'énergie spirituelle et universelle :

- **« Rei »** (霊) : En sanskrit, l'équivalent pourrait être **« आत्मा »** (**Ātmā**), signifiant « âme » ou « esprit ».
- **« Ki »** (気) : L'équivalent sanskrit pour « énergie » pourrait être **« प्राण »** (**Prāṇa**), qui fait référence à la force vitale ou l'énergie vitale.


Donc, en combinant ces concepts, on pourrait exprimer l'idée de Reiki en sanskrit comme **« Ātmā Prāṇa »** ou **« Ātmā Shakti »** (où **« Shakti »** signifie « force » ou « énergie »).

Cependant, il est important de noter que **« Reiki »** est un terme spécifique qui a été développé dans le contexte japonais et qu'il n'a pas d'équivalent direct en sanskrit. Les traductions, ou approximations en sanskrit, tentent simplement de capturer les concepts sous-jacents liés à l'énergie et à l'esprit.

**Comparons le symbole Sei Hei Ki avec les syllabes sanskrites**

Comparer le symbole **Sei Hei Ki** avec les syllabes sanskrites est intéressant, car cela fait ressortir des parallèles en termes de style visuel et de signification spirituelle. Les syllabes sanskrites, comme celles que l'on retrouve dans des mantras tels que **OM** (ॐ), sont souvent utilisées à des fins spirituelles et énergétiques, tout comme le symbole **Sei Hei Ki** dans le Reiki. Voici une analyse comparative :

**Aspect Visuel et Calligraphique :**

**Sei Hei Ki :**

- Le dessin de **Sei Hei Ki** est généralement tracé dans un style fluide, presque calligraphique, avec des courbes et des lignes qui semblent couler librement.

- Il est composé de plusieurs traits qui se croisent, créant un flux continu d'énergie. Il évoque une idée de mouvement et de transformation, comme si l'énergie était canalisée à travers ces formes.

- Le symbole a une qualité qui peut rappeler la calligraphie zen ou japonaise (Shodo), où chaque trait est intentionnel et représente une énergie fluide et harmonieuse.

**Syllabes sanskrites (ex : OM et autres mantras)**

- Les caractères sanskrits, tels que ceux utilisés dans **OM** (ॐ), sont également très stylisés et souvent associés à un langage sacré. Les formes des syllabes sont arrondies, avec des courbes douces, représentant l'harmonie et l'unité.

- Les caractères sanskrits peuvent également inclure des lignes droites ou des crochets, mais l'aspect général est fluide et équilibré, évoquant une circulation d'énergie à travers les formes.

**Comparaison stylistique**

- Les deux systèmes partagent une **esthétique de fluidité** où les courbes dominent et symbolisent le mouvement de l'énergie. Dans les deux cas, la manière dont le symbole est tracé est aussi importante que sa forme finale : chaque trait contient une intention spirituelle.

- Les syllabes sanskrites, comme **OM**, sont souvent tracées avec une symétrie et une structure interne qui évoquent l'harmonie de l'Univers. **Sei**

Hei Ki est plus libre dans sa forme, sans structure symétrique rigide, mais il conserve cette idée de circulation et de transformation d'énergie.

**Dimension Symbolique et Spirituelle**

**Sei Hei Ki :**

- **Sei Hei Ki** est un symbole destiné à **équilibrer les énergies mentales et émotionnelles**, reliant l'homme à l'énergie divine ou universelle. Le symbole a un aspect protecteur, de guérison et agit comme un pont entre le physique et le spirituel.

- Chaque partie du symbole a un rôle dans l'activation de cette harmonie intérieure. Son tracé est souvent accompagné d'une visualisation de l'énergie qui circule et apaise les déséquilibres.

**Syllabes sanskrites (comme OM)**

- Les syllabes sanskrites, en particulier les **bijas** (syllabes-semences), sont conçues pour **activer des centres énergétiques** spécifiques dans le corps et l'esprit. Le son produit par ces syllabes vibre à travers le corps et affecte les chakras.

- **OM**, par exemple, est considéré comme le son primordial qui représente l'unité de l'Univers. Il est dit qu'en prononçant cette syllabe, on se connecte à l'essence même de la création. Visuellement, le symbole ॐ incarne cette unification de l'individuel et de l'universel.

**Comparaison spirituelle**

- Les deux systèmes visent à **unir l'individu à une énergie supérieure** ou universelle, bien que les approches diffèrent. **Sei Hei Ki** est plus spécifique à l'harmonisation des états émotionnels et mentaux, tandis que les syllabes sanskrites comme **OM** visent une connexion plus globale à l'Univers en incluant le corps, l'esprit et l'âme.

- Dans les deux cas, il s'agit d'activer des états vibratoires supérieurs : **Sei Hei Ki** pour équilibrer et purifier, et **OM** pour unifier et élever la conscience spirituelle.

**Effets énergétiques et psychospirituels**

**Sei Hei Ki :**

- **Sei Hei Ki** est conçu pour agir directement sur les **blocages émotionnels et mentaux**. Il purifie l'énergie négative et rétablit l'équilibre intérieur, aidant à traiter des émotions comme la peur, la colère ou la tristesse.

- Le symbole agit plus comme un **outil de guérison ciblé**, il est utilisé dans des séances de soins pour corriger des déséquilibres émotionnels ou mentaux spécifiques.

**Syllabes sanskrites (ex : OM)**

- Le son et la forme visuelle de **OM** produisent un effet holistique : il harmonise non seulement l'esprit et les émotions, mais aussi le corps physique et les énergies subtiles. Le chant de **OM** ou la méditation sur son symbole ouvre des canaux énergétiques (nadis) et harmonise les chakras, en particulier ceux du haut du corps.

- **OM** est souvent perçu comme une **porte vers des états de conscience supérieurs**, favorisant une compréhension spirituelle plus large et une connexion à l'énergie cosmique.

**Comparaison des effets énergétiques :**

- **Sei Hei Ki** agit plus spécifiquement au niveau mental et émotionnel, apportant de l'apaisement aux troubles internes. Il est ancré dans une pratique de guérison orientée sur le bien-être psychologique.

- **OM** a une portée plus universelle et agit à plusieurs niveaux énergétiques, harmonisant le corps physique, les énergies subtiles et la conscience spirituelle. Son impact va au-delà du mental pour inclure une transformation globale de l'individu.

Bien que **Sei Hei Ki** et les syllabes sanskrites comme **OM** partagent des **similitudes stylistiques et spirituelles**, ils opèrent sur des **niveaux énergétiques et psychospirituels différents**. Le symbole **Sei Hei Ki** se concentre sur la guérison émotionnelle et mentale, tandis que **OM** agit comme un **outil holistique** pour l'élévation spirituelle et l'unité avec l'Univers.

Dans leurs formes visuelles respectives, ils témoignent tous deux d'une **tradition de calligraphie spirituelle** où chaque trait ou courbe exprime et canalise une énergie subtile, créant un effet profond sur la conscience humaine.

**Divinités majeures dans le bouddhisme Mikkyo**

Dans le bouddhisme Mikkyo, ou bouddhisme ésotérique japonais, il existe plusieurs divinités majeures qui sont vénérées et invoquées à travers des mantras et des syllabes bija (syllabes semences). Ces syllabes sont des représentations sonores des divinités et des énergies spirituelles associées. Voici une liste des principales divinités du Mikkyo et leurs syllabes bija associées :

**Vajrasattva (金剛界如来, Kongōkai Nyorai)**

- **Syllabe Bija** : HAM (हं)
- **Signification** : Vajrasattva est une figure importante dans le bouddhisme tantrique, symbolisant la purification et la sagesse.
  La syllabe « HAM » est utilisée pour invoquer cette énergie de purification.

**2. Vajrapani (金剛手菩薩, Kongōshū Bosatsu)**

- **Syllabe Bija** : RAM (रं)
- **Signification** : Vajrapani est le protecteur et le guide des enseignements tantriques.
  «RAM» est utilisé pour invoquer sa force et sa protection.

**3. Kannon (観音菩薩, Kanzeon)**

- **Syllabe Bija** : HUM (हूं)
- **Signification** : Kannon, ou Avalokiteshvara, est la déité de la compassion.
  «HUM» est utilisé pour exprimer la compassion et la sagesse infinie.

**4. Fudo Myoo (不動明王, Fudō Myōō)**

- **Syllabe Bija** : KSHAM (क्षं)
- **Signification** : Fudo Myoo est une divinité de la sagesse et de la protection.
  « KSHAM » est utilisé pour invoquer sa puissance et sa capacité à éliminer les obstacles.

**Dainichi Nyorai (大日如来, Dainichi Nyorai)**

- **Syllabe Bija** : AUM (ॐ)
- **Signification** : Dainichi Nyorai, ou Vairocana, est considéré comme le Bouddha primordial et la source de toutes les autres divinités.
  « AUM » est utilisé pour représenter sa nature universelle et omniprésente.

**Sankō (三光, San-kō)**

- **Syllabe Bija** : **SA (स)**
- **Signification** : Les Trois Lumières (ou Trois Phases de la Lumière) sont des aspects de la sagesse et de la clarté.
  **«SA»** est utilisé pour invoquer la lumière spirituelle et la purification.

### Marishi Ten (摩利支天, Marishiten)

- **Syllabe Bija** : **DA (दा)**
- **Signification** : Marishi Ten est la déesse de la sagesse et de la protection.
  **«DA»** est utilisé pour représenter son pouvoir et sa protection.

### Kokūzō (虚空蔵菩薩, Kokūzō Bosatsu)

- **Syllabe Bija** : **VAU (व)**
- **Signification** : Kokūzō est le bodhisattva de la sagesse infinie et de la mémoire.
  **«VAU»** est utilisé pour symboliser son pouvoir d'illumination et de compréhension.


Les syllabes bija sont des éléments essentiels dans les pratiques Mikkyo. Elles sont associées à des divinités spécifiques, chacune ayant un pouvoir et une signification particuliers dans le cadre des rituels et de la méditation. Ces syllabes sont utilisées pour invoquer les énergies des divinités et pour renforcer les pratiques ésotériques.


### Composition de ह्रः (hṛḥ)


Le caractère ह्रः (Hṛṣ) en sanskrit est une syllabe bija (ou syllabe semence) utilisée dans diverses pratiques ésotériques et mantras. Voici une décomposition de ce caractère :


### ह (Ha)

**Ha** est un caractère devanagari qui représente le son « ha ». Dans le contexte des syllabes bija, il est souvent associé à la force vitale et à l'énergie.

### ♀ (Ṛ)

**Ṛ** est un diacritique qui modifie la voyelle अ (a) pour produire le son « ṛ ». Cette voyelle modifiée est souvent utilisée dans des mantras pour évoquer des aspects spirituels ou énergétiques spécifiques.

○: **(ḥ)**

ḥ est un **virama** ou un **visarga**, un signe diacritique qui se trouve à la fin de la syllabe. Il est utilisé pour indiquer une pause ou une aspiration légère, souvent utilisée pour conclure les mantras ou les syllabes semences.


**Composition complète**

- ह्रः (Hṛṣ) est une combinaison de ह (Ha) avec la voyelle modifiée ृ (Ṛ) et le **virama** ○: (ḥ). Cette combinaison produit le son complexe « Hṛṣ » en sanskrit.

En résumé, ह्रः est composé de :

- ह (Ha) : la consonne « Ha ».
- ृ (Ṛ) : la voyelle modifiée « Ṛ », qui est une voyelle rétroflexe.
- ○: (ḥ) : le signe diacritique « ḥ », qui indique une aspiration ou une pause.

Cette syllabe est souvent utilisée dans les mantras et rituels ésotériques pour évoquer des aspects spécifiques de l'énergie et de la spiritualité dans les pratiques du bouddhisme ésotérique et du tantrisme.

En Mikkyo (bouddhisme ésotérique japonais), les syllabes bija sont souvent utilisées pour représenter des aspects spécifiques de l'énergie spirituelle et des divinités. Bien que les syllabes bija ne correspondent pas toujours directement à des sons ou mots japonais modernes, il est possible de composer des représentations approximatives en utilisant des syllabes bija.


Pour le terme **« Sei Hei Ki »** (ou **« Seiheiki »**), nous allons essayer d'utiliser des syllabes bija qui peuvent représenter les sons japonais de manière approximative. Notez que ces syllabes peuvent ne pas avoir de correspondance directe exacte, mais elles peuvent être utilisées pour donner une représentation approximative.

Représentation approximative en syllabes bija pour **« Sei Hei Ki »** :

**Sei (せい)**

**Syllabe Bija : SA (स)**
**Signification** : Associée à la purification et au renouveau. Peut être utilisée pour représenter la syllabe « Sei » qui a une connotation de clarté et de purification.

**Hei (へい)**

**Syllabe Bija : HA (ह)**

**Signification** : Peut représenter la consonne « He ». Bien que **« HA »** ne soit pas une correspondance parfaite, il est souvent utilisé dans les mantras pour ses propriétés énergétiques.

**Ki (き)**
**Syllabe Bija : KI (की) ou KṚ (कृ)**
**Signification** : La syllabe **KI** est souvent utilisée pour représenter l'énergie vitale ou la force. **KṚ (कृ)** pourrait également être utilisé en fonction du contexte.

Voici comment les syllabes pourraient être combinées pour représenter :
**« Sei Hei Ki »** :

- **SA (स)** pour **Sei**
- **HA (ह)** pour **Hei**
- **KI (की)** ou **KṚ (कृ)** pour **Ki**

La combinaison finale pourrait être approximativement écrite comme :
स ह की

Les syllabes bija sont souvent plus flexibles dans leur utilisation que dans une translittération stricte. La pratique traditionnelle peut ne pas avoir une correspondance exacte pour tous les sons modernes.

En pratique, les syllabes bija sont choisies en fonction de leur signification ésotérique et de leur usage dans les rituels.

Vous l'aurez compris, j'ai cherché à comprendre pourquoi le **Hṛḥ** est associé au symbole de Maître Usui. Est-ce qu'il s'en est inspiré ? Je pense que oui.

Cependant, je ne suis pas convaincu qu'il ait utilisé ce symbole pour créer le sien. Cela ne me semblait toujours pas clair. La question persistait : pourquoi un symbole aussi simple avec des explications aussi compliquées ?

J'ai donc continué mes recherches, cette fois en examinant les hiragana (cf. Tome 2). **Sei (せい)**, **Hei (へい)**, et **Ki (き)** sont composés de hiragana, et je me suis demandé s'ils pouvaient y avoir une signification ou une utilisation dans ce contexte.

Ainsi, je me suis amusé à les utiliser pour dessiner :

« Sei hei ki» en hiragana se écrit : せいへいき
« Ei » s'écrit en hiragana えい
« I » s'écrit en hiragana き

Le kototama : EI EI I s'écrit en hiragana えいえいき :

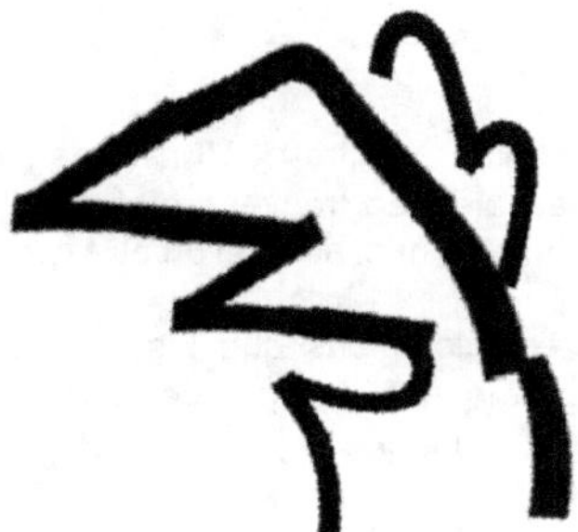

Voilà, j'ai repris tous les caractères hiragana de « **Sei Hei Ki** » et j'ai composé le symbole **SEI HEI KI** de Maître Usui.

J'ai utilisé tous les caractères hiragana, mais j'ai enlevé les deux barres horizontales de la syllabe qui représente « I » (き).

J'avais peut-être trouvé le symbole et peut-être compris de quoi il était composé, mais il y a un « mais ». Ce symbole est censé représenter quoi ?

Réfléchissez un instant : dans le **CKR** (Cho Ku Rei), le trait horizontal représente l'énergie de l'Univers, le trait vertical est l'épée qui transperce la spirale sur les sept chakras et la spirale représente l'énergie.

Mais alors, que représente le symbole **Sei Hei Ki** ?
Je n'étais pas très loin de trouver la réponse.

J'ai cherché et je me suis posé plusieurs questions :

- Maître Usui a-t-il pensé simplement ?
- J'ai compris qu'il a utilisé les hiragana pour tracer le symbole.
- S'est-il inspiré des bija ?

Mais que représente réellement ce symbole ?

Quand on regarde ce symbole, même en lissant les traits, on peut expliquer les différentes courbes et éclairs. Mais au final, cela ne ressemble à rien de précis.

Pendant une méditation, je me suis concentré sur cette réflexion. Qu'est-ce que Maître Usui aurait voulu faire passer comme message avec ce symbole ? Ce n'était pourtant pas si compliqué !

La réponse était sous mes yeux depuis le début !

Mais avant cela, puisque nous n'avons pas d'écris sur la composition du symbole, avec le temps et de l'observation, j'ai peut-être trouvé encore une fois de quoi il est composé. Oui, je ne m'arrête pas à une hypothèse parce que j'aime essayer de comprendre le « pourquoi du comment ».

C'est ainsi qu'à force de chercher de lire, de ruminer, Maître USUI n'a pas créé des symboles par hasard, il y a bien réfléchi. Et j'essaie d'en trouver les pistes, j'y mets toutes mes réflexions. Donc reprenons, ce symbole de quoi aurait-il pu être composé ?

Ma réflexion, se porte sur deux hiragana. N'oublions pas que les symboles ont tendance à être déformé avec le temps. Donc ma pensé vient sur deux hiragana. Le premier serait る qui signifie (ru) comme dans « Karuna ».

Ensuite, il serait composé de l'hiragana し qui signifie « Shi », l'énergie. Mais celui-ci serait mis à l'envers dans le symbole.

Il manque alors deux choses. La première chose qui pourrait manquer c'est un éclair qui commence le symbole sur la gauche. Pourquoi un éclair ? Parce que dans le bouddhisme Shingon il y a (cf. le Tome 1) **Akshobhya (Ashuku Nyorai / 阿閦如来)** qui représente l'immuabilité et la pureté, transformant la colère en sagesse. Son Symbole est le **Vajra (foudre)**, symbolisant la force indestructible.
Ensuite, nous avons nos deux petits points qui effectivement, font penser au caractère Hrh. Mais il est possible que Maître USUI ait utilisé justement ces deux petits points, qui se nomment « le visarga », qui est un aspect crucial de la phonétique et de la grammaire sanskrites, ajoutant une dimension supplémentaire aux sons et aux formes des mots.

Donc le symbole serait constitué du Vajra : Z

De l'hiragana (ru) : る

De l'Hiragana (shi) mais à l'envers :

Et de deux petits points, le visarga :

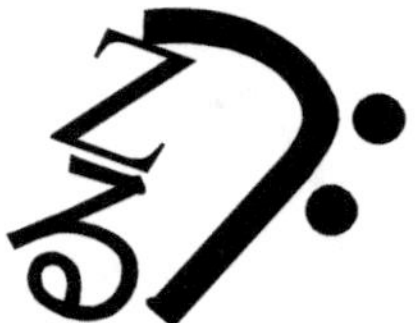

Je pense me rapprocher du sigle originel que Maître USUI a créé. L'énergie de la foudre casse les colères que vous avez au fond de vous et grâce aux deux petits points cela accentue le phénomène lors de la prononciation du mantra.

Maître Usui a créé ce symbole pour représenter le mental et l'émotionnel. Il insiste sur le fait que chacun doit méditer pour trouver la paix.

Et si vous regardez à droite ou à gauche, sur le net ou dans certains ouvrages, les symboles n'ont pas toujours les mêmes tracés.

Et c'est bien cela : trouver la paix du cœur et de l'esprit !

Parfois, il faut savoir prendre du recul pour découvrir les choses simples qui dissimulent un paquet de messages.

Je vous invite à prendre n'importe quelle photo de Bouddha ou d'une personne en train de méditer, que ce soit de face ou de profil, et cela fonctionnera. Pour moi, cela reste dans l'esprit du premier symbole de REIKI CKR, c'est-à-dire des explications recherchées mais un simple tracé.

**Hon Sha Ze Sho Nen : (本者是正念)**

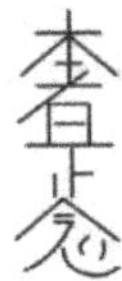

Le kotodama est « o » « a » « é » « o » « é ».

Hon Sha Ze Sho Nen est l'un des symboles les plus importants. Ce symbole joue un rôle clé dans la transmission d'énergie à distance.

Quelques informations sur Hon Sha Ze Sho Nen :

**Japonais et Chinois :** 本者是正念
**Sanskrit :** होन शा ज़े शो नेन

**Signification et traduction** :

| 本 | होन | **Hon** |

Signifie « racine » ou « source ».

| 者 | शा | **Sha** |

Signifie « briser » ou « détruire ».

| 是 | ज़े | **Ze** |

Signifie « distance » ou « espace ».

| 正 | शो | **Sho** |

Signifie « illumination » ou « brillance ».

| 念 | नेन | **Nen** |

Signifie « esprit » ou « conscience ».

En combinant ces termes, on peut comprendre le symbole comme une référence à la connexion de l'esprit à travers le temps et l'espace, souvent traduit par « **Hors du passé, présent et futur** ».

**Utilisation**

**Guérison à distance** : Hon Sha Ze Sho Nen est principalement utilisé pour envoyer du Reiki à des personnes qui ne sont pas physiquement présentes. Il permet de transcender les barrières de temps et d'espace, permettant ainsi au praticien de canaliser l'énergie vers une personne éloignée ou vers des situations passées et futures.

**Alignement spirituel** : Ce symbole est également utilisé pour aider à aligner l'énergie spirituelle d'une personne, facilitant une guérison plus profonde et plus complète.

**Dessiner le symbole** : Le dessin du symbole peut varier légèrement entre les praticiens, mais il comprend généralement une série de lignes et de courbes spécifiques. Pour l'utiliser efficacement, les praticiens de Reiki doivent recevoir une formation et une initiation appropriée car il est crucial de maîtriser la technique pour activer correctement le symbole.

**Initiation** : Dans la tradition du Reiki, l'utilisation des symboles, y compris Hon Sha Ze Sho Nen, est transmise lors d'une initiation par un maître Reiki. Cela signifie que la capacité de canaliser l'énergie à travers ces symboles est activée et renforcée par l'initiation.

**Chant du mantra** : En plus de dessiner le symbole, les praticiens peuvent également réciter le nom du symbole comme un mantra pour renforcer son pouvoir et son intention. La répétition du nom Hon Sha Ze Sho Nen aide à focaliser l'esprit et à établir une connexion énergétique avec la personne ou la situation visée.

En résumé, Hon Sha Ze Sho Nen est un outil puissant dans la pratique du Reiki pour envoyer de l'énergie à distance et pour travailler avec les aspects spirituels et énergétiques de la guérison. Comme tous les symboles Reiki, son efficacité repose sur la formation appropriée et la pratique continue par un praticien expérimenté.

Vous l'aurez compris, le symbole Hon Sha Ze Sho Nen n'est pas véritablement un symbole, mais plutôt un ensemble de cinq kanjis stylisés. Dans cet exercice de calligraphie, certains traits ont été superposés, d'autres supprimés. De ce fait, c'est le symbole dont le tracé offre le plus de différences d'une école de Reiki à une autre. Mais que se cache-t-il derrière ces symboles ? Nous allons décomposer les kanjis 本 者是正念.

### Décomposition de Hon Sha Ze Sho Nen :(本者是正念)

### Décomposition détaillée de 本 : Hon

- 木 : Signifie « arbre » ou « bois ».
- **Trait supplémentaire** : Ajouté en bas de 木, représentant les racines de l'arbre, ce qui donne l'idée de « base », « origine » ou « racine ».

Lorsque ces deux composants sont combinés, le caractère 本 signifie « racine », « origine », « base » ou « source ». Cela peut aussi être compris comme quelque chose de fondamental ou d'essentiel. Dans le contexte du Reiki, 本 (Hon) peut être interprété comme se référant à la source ou l'origine spirituelle.

本 '-' 木 (arbre) '-' Trait supplémentaire (racine/base)

### Décomposition détaillée de 者 : Sha

- 耂 : Forme abrégée de 老 (vieux, ancien).
- 日 : Signifie « soleil » ou « jour ».

## Signification combinée

Lorsque ces deux composants sont combinés, le caractère 者 est souvent utilisé pour désigner une « personne » ou un « individu » impliqué dans une certaine activité ou ayant une certaine qualité. Il est utilisé comme un suffixe dans de nombreux termes pour indiquer une personne.

者 « 耂 » (forme abrégée de 老 - vieux) « 日 » (soleil, jour)

## Décomposition détaillée de 是 : Ze

- 日 **(rì)** : Soleil, jour
- 正 **(zhèng)** : Correct, juste

## Signification combinée

Lorsque ces deux composants sont combinés, ils forment le caractère 是, qui signifie « être », c'est un verbe d'identité et d'affirmation.

是 « 日 » (soleil, jour) « 正 » (correct, juste) et correspond à « Sho » ci-dessous.

## Décomposition détaillée de 正 : Sho

- 一 **(yī)** : Un
- 止 **(zhǐ)** : Arrêter, stopper

## Signification combinée

Lorsque ces deux composants sont combinés, ils forment le caractère 正, qui signifie « correct », « juste », « droit » ou « principal ». Le caractère donne l'idée de quelque chose qui est aligné correctement ou de façon appropriée.

正 (un) « 止 » (arrêter, stopper)

## Décomposition détaillée de 念 : Nen

- 今 **(jīn)** : Maintenant, présent
- 心 **(xīn)** : Cœur

**Signification combinée**

Lorsque ces deux composants sont combinés, ils forment le caractère 念, qui signifie
« penser », « souvenir », « idée » ou « intention ». Le caractère implique l'idée de
penser ou de se souvenir avec le cœur, associant ainsi les concepts de pensée et
d'émotion.

念 « 今 » (maintenant, présent) « 心 » (cœur)

本者是正念 : permettrait surtout de remettre du soleil sur de mauvaises choses du
passé et ainsi d'avoir un meilleur enracinement. Mais pour l'instant, je ne comprends
pas la notion qui permettrait d'anticiper le présent et le futur. Je trouve que cela se
concentre principalement sur la notion du passé.

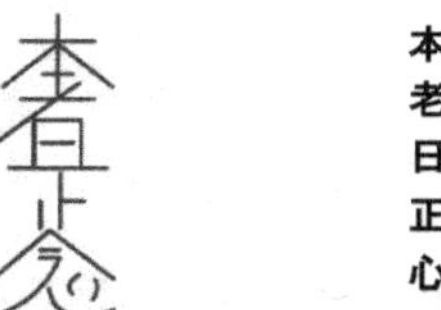

Maître USUI a supprimé les katakana des symboles qui se répétaient, mais j'ai
continué à m'interroger sur l'Interprétation de : 本老日正心  qui signifie :
**« Mettre une intention juste sur des pensés anciennes qui sont enracinés. »**

Nous restons toujours dans le domaine du passé. Que penser de cela ? Partout on
vous dit que c'est pour faire des soins hors de l'espace et du temps et vous me direz
qu'il y a « Ze ». Mais cela ne suffit pas à ma compréhension, pourquoi « Ze » ?

Donc, je m'interroge toujours. Nous sommes en présence d'un symbole composé de
cinq kanjis. Pourquoi cinq ?

**Les cinq éléments**

Les **cinq éléments chinois** (Wu Xing, 五行) sont une théorie fondamentale dans la
médecine traditionnelle chinoise, la philosophie taoïste et les arts martiaux. Ils
représentent les cycles naturels et les interactions entre différents aspects de l'Univers.
Voici une explication des **cinq éléments** :

**1. Bois (木)**

Le **Bois** représente la croissance, la créativité et la flexibilité. Il est associé au
printemps, aux organes du foie et de la vésicule biliaire et au vent.

Le Bois symbolise la **croissance** et l'expansion, il est lié aux débuts, aux nouvelles idées et à la création.

Il est utilisé dans la médecine traditionnelle chinoise pour expliquer les fonctions et déséquilibres du foie, qui contrôle le flux de Qi (énergie vitale) dans le corps.

Le Bois se manifeste dans le corps à travers le mouvement, la croissance et le développement. Il est aussi lié aux émotions telles que la colère.

En médecine chinoise, le Bois correspond à l'Est et à la saison du printemps, où la nature « renaît ».

**Kanji japonais correspondant** : 木 (moku) – Le caractère est identique en chinois et en japonais, représentant littéralement l'arbre ou le Bois.

### 2. Feu (火)

Le **Feu** représente la chaleur, la transformation et l'activité. Il est associé à l'été, au cœur, à l'intestin grêle ainsi qu'à la chaleur.

Il symbolise la **transformation** et l'activité intense. Le Feu représente l'énergie en mouvement et l'expansion rapide.

Le Feu est crucial pour comprendre les déséquilibres du cœur et l'équilibre des émotions comme la joie.

Le Feu est responsable de la chaleur corporelle et des activités mentales (esprit, conscience). Un excès de Feu peut provoquer des inflammations ou des excès émotionnels.

Le Feu est lié au Sud et à la saison d'été, quand le soleil est au plus haut et que la chaleur domine.

**Kanji japonais correspondant** : 火 (hi) – Ce caractère, identique au chinois, signifie littéralement « Feu » en japonais.

### 3. Terre (土)

La **Terre** représente la stabilité, la nutrition et le soutien. Elle est associée à la fin de l'été (ou à l'inter-saison), à l'estomac, la rate et à l'humidité.

La Terre symbolise l'**ancrage** et la stabilité, elle est le centre autour duquel les autres éléments gravitent.

En médecine traditionnelle chinoise, la Terre est fondamentale pour la digestion, la production d'énergie (Qi) et la transformation des aliments en nutriments.

Elle se manifeste par la capacité à transformer la nourriture et les idées en quelque chose de nourrissant et productif. C'est l'élément de l'équilibre.

La Terre est associée au centre et à l'humidité, reflétant la fonction de la digestion et l'équilibre.

**Kanji japonais correspondant** : 土 (tsuchi) – Le caractère signifie « sol » ou « Terre » en japonais, avec un sens similaire au chinois.

## 4. Métal (金)

Le **Métal** représente la rigueur, la structure et la purification. Il est associé à l'automne, aux poumons, au gros intestin ainsi qu'à la sécheresse.

Le Métal symbolise la **contraction** et la clarté, apportant organisation et purification.

En médecine traditionnelle chinoise, le Métal aide à comprendre les fonctions des poumons et du gros intestin qui sont responsables du processus d'absorption et d'élimination.

Le Métal se manifeste dans la respiration, la capacité à laisser aller et à se purifier. Il est aussi lié aux émotions de la tristesse et du chagrin.

Le Métal est associé à l'Ouest et à l'automne, la saison où la nature se rétracte et se purifie avant l'hiver.

**Kanji japonais correspondant** : 金 (kin) – Ce caractère signifie « métal » ou « or » en japonais, représentant la rigueur et la pureté.


## 5. Eau (水)

L'**Eau** représente la fluidité, l'adaptabilité et la sagesse. Elle est associée à l'hiver, aux reins, à la vessie, ainsi qu'au froid.

L'Eau symbolise la **flexibilité** et le potentiel latent, c'est l'élément de la sagesse et des profondeurs cachées.

En médecine traditionnelle chinoise, l'Eau est fondamentale pour comprendre la fonction des reins qui stockent l'essence vitale et régulent l'équilibre des liquides dans le corps.

L'Eau se manifeste dans la circulation des fluides corporels, le stockage de l'énergie et la régénération. Elle est aussi liée aux émotions de la peur et à l'inconscient.

L'Eau est associée au Nord et à l'hiver, la saison où tout se retire et se régénère dans le calme et la profondeur.

**Kanji japonais correspondant** : 水 (mizu) – Ce caractère, identique au chinois, signifie littéralement « Eau » en japonais.


### Pourquoi les cinq éléments ?

Les cinq éléments chinois ne sont pas considérés comme des substances physiques mais plutôt comme des phases ou des processus énergétiques. Chaque élément interagit avec les autres dans un cycle de création et de contrôle, ce qui permet d'expliquer les interactions dans la nature, le corps et l'esprit humain.


**Cycle de génération (Sheng)** : Chaque élément en génère un autre dans un cycle harmonieux :

- Le Bois nourrit le Feu.
- Le Feu produit la Terre (cendres).
- La Terre crée le Métal.
- Le Métal engendre l'Eau (condensation).
- L'Eau nourrit le Bois.

**Cycle de contrôle (Ke)** : Chaque élément peut en contrôler un autre, empêchant ainsi des déséquilibres :

- o      Le Bois contrôle la Terre (racines stabilisant le sol).
- o      La Terre absorbe l'Eau.
- o      L'Eau éteint le Feu.
- o      Le Feu fond le Métal.
- o      Le Métal coupe le Bois.

Les cinq éléments **Bois (木)**, **Feu (火)**, **Terre (土)**, **Métal (金)**, et **Eau (水)** sont des concepts fondamentaux pour comprendre la dynamique naturelle, physiologique et émotionnelle en médecine chinoise. Les kanjis japonais correspondant à chaque élément partagent souvent des similitudes visuelles et symboliques avec leurs homologues chinois, reflétant une compréhension universelle des cycles de la vie.

**Hon Sha Ze Sho Nen et la médecine traditionnelle chinoise**

Lien entre les kanjis du symbole **Hon Sha Ze Sho Nen** et les caractères chinois des cinq éléments de la médecine traditionnelle chinoise (MTC). Analysons chaque kanji du symbole et voyons s'il y a un lien possible avec les cinq éléments.

Nous allons décomposer chaque kanji du **Hon Sha Ze Sho Nen** en analysant leur structure, puis les associer aux caractères chinois des cinq éléments de manière plus technique et visuelle.

**本 (Hon)**

**Décomposition** : Le kanji japonais 本 (Hon) est composé de deux parties :

La partie supérieure est une barre horizontale souvent interprétée comme un marquage ou une origine.

La partie inférieure est 木 (moku), qui signifie **Bois** en chinois et japonais. 本 symbolise donc « la base du Bois » ou « la racine du Bois », indiquant une fondation ou une origine.

**Correspondance avec un élément** : Le kanji 本 contient littéralement le caractère 木, qui correspond directement à l'élément **Bois** (木) en chinois. Cet élément représente la croissance, le renouvellement et l'origine de la vie.

## 者 (Sha)

**Décomposition** : Le kanji 者 (Sha) est complexe et est constitué de plusieurs composants :

La partie supérieure est 老 (lao), qui signifie « vieil homme » ou « sagesse ».

La partie inférieure est 日 (ri), qui représente le soleil ou la lumière.

**Correspondance avec un élément** : Bien que ce kanji ne soit pas directement associé à un des éléments chinois par sa structure, on pourrait associer son sens à l'élément **Feu (火)**. En effet, 者 peut être lié à la lumière (soleil, 日) et à la sagesse, qui sont des qualités transformatrices, tout comme l'élément Feu qui éclaire et transforme.

## 是 (Ze)

**Décomposition** : Le kanji 是 (Ze) est également structuré de manière intéressante :

La partie supérieure est 日 (ri), qui représente à nouveau le soleil ou la lumière.

La partie inférieure est 正 (shō) qui signifie « correct » ou « droit ».

**Correspondance avec un élément** : 是 peut être associé à l'élément **Métal (金)**. Le Métal en MTC est lié à la justice, la clarté et la pureté, des notions proches de la signification de 是, qui évoque la justesse et la précision.

## 正 (Sho)

**Décomposition** : Le kanji 正 (Sho) est formé de :

La partie supérieure est 一 (ichi), un simple trait horizontal qui peut signifier « un » ou « juste ».

La partie inférieure est 止 (shi), qui signifie « arrêter » ou « stopper ».

**Correspondance avec un élément** : 正 pourrait être associé à l'élément **Terre (土)**. La Terre est l'élément de la stabilité et de l'équilibre, ce qui résonne avec la notion d'être « juste » ou « droit » dans le kanji 正.

## 念 (Nen)

**Décomposition** : Le kanji 念 (Nen) est composé de deux parties :

La partie supérieure est 今 (ima), qui signifie « maintenant » ou « le moment présent ».

La partie inférieure est 心 (kokoro) qui signifie « cœur » ou « esprit ».

**Correspondance avec un élément** : 念 peut être associé à l'élément **Eau (水)**. L'eau est fluide, adaptable, et en médecine chinoise, elle régule les émotions, tout comme 念 est lié à la pensée et à l'intention qui coulent et traversent le temps et l'espace.


**Synthèse visuelle et symbolique**


Voici une **décomposition des kanjis japonais** du **Hon Sha Ze Sho Nen**, en tenant compte de la structure des caractères et des correspondances avec les **éléments chinois** :

1. **本 (Hon) → 木 (Bois)** – Le caractère de base 木 se trouve littéralement dans 本, symbolisant l'origine et la croissance.
2. **者 (Sha) → 火 (Feu)** – Bien qu'il ne contienne pas 火, le sens de sagesse et de lumière peut être associé à la transformation du Feu.
3. **是 (Ze) → 金 (Métal)** – Le Métal symbolise la clarté et la justesse, reflétée dans 是.
4. **正 (Sho) → 土 (Terre)** – La stabilité et l'équilibre de la Terre se reflètent dans 正 qui signifie « juste ».
5. **念 (Nen) → 水 (Eau)** – 念 est lié à l'intention, à la fluidité de la pensée, similaire à l'élément Eau.


La **décomposition des kanjis japonais** révèle des correspondances intéressantes avec les **caractères chinois des cinq éléments**. En particulier, **本 (Hon)** contient littéralement le caractère du **Bois (木)**, et des parallèles peuvent être établis entre les autres kanjis et les éléments restants (Feu, Métal, Terre, Eau), à travers leur structure et leur symbolisme.

Cela montre que, d'un point de vue symbolique, le **Hon Sha Ze Sho Nen** pourrait bien refléter l'énergie des cinq éléments dans sa conception.

Cette interprétation peut aider à enrichir la compréhension du symbole Reiki en termes de l'équilibre des éléments naturels, tant en MTC qu'en Reiki.

**Présentation des associations traditionnelles de chaque élément**

1. **Bois (木 - Mu) :**
   - **Saison :** Printemps
   - **Couleur :** Vert
   - **Organes :** Foie et vésicule biliaire
   - **Émotions :** Colère, créativité
   - **Qualités :** Croissance, expansion

2. **Feu (火 - Ka) :**
   - **Saison :** Été
   - **Couleur :** Rouge
   - **Organes :** Cœur et intestin grêle
   - **Émotions :** Joie, excitation
   - **Qualités :** Transformation, chaleur

3. **Terre (土 - Do) :**
   - **Saison :** Fin de l'été, début de l'automne
   - **Couleur :** Jaune
   - **Organes :** Estomac et rate
   - **Émotions :** Souci, préoccupation
   - **Qualités :** Stabilité, centrage

4. **Métal (金 - Kin) :**
   - **Saison :** Automne
   - **Couleur :** Blanc ou métallique
   - **Organes :** Poumons et gros intestin
   - **Émotions :** Tristesse, mélancolie
   - **Qualités :** Coupe, clarté

5. **Eau (水 - Sui) :**
   - **Saison :** Hiver
   - **Couleur :** Bleu ou noir
   - **Organes :** Reins et vessie
   - **Émotions :** Peur
   - **Qualités :** Fluidité, profondeur

Ces associations sont souvent utilisées pour interpréter et équilibrer les énergies dans le corps et dans l'environnement. Dans la médecine traditionnelle chinoise, par exemple, on considère que des déséquilibres entre ces éléments peuvent entraîner des problèmes de santé. Les cinq éléments sont également utilisés dans l'astrologie chinoise et d'autres systèmes de croyances traditionnels.

Les traditions des chakras et des éléments mentionnés précédemment ne sont pas directement liées mais dans certaines pratiques spirituelles et énergétiques, on peut trouver des correspondances ou des associations entre les chakras et les éléments.

Voici une correspondance générale entre les chakras principaux et les éléments dans certaines interprétations ésotériques :

1. **Chakra Racine (Muladhara) :** Associé à l'élément Terre.
2. **Chakra Sacré (Svadhisthana) :** Associé à l'élément Eau.
3. **Chakra du Plexus Solaire (Manipura) :** Associé à l'élément Feu.
4. **Chakra du Cœur (Anahata) :** Associé à l'élément Air.
5. **Chakra de la Gorge (Vishuddha) :** Associé à l'élément Éther ou Éther/Akasha (espace).
6. **Chakra du Troisième Œil (Ajna) :** Associé à l'élément Lumière ou Lumière/Éther.
7. **Chakra Couronne (Sahasrara) :** Souvent associé à l'élément Éther ou à une dimension spirituelle au-delà des éléments.

Ces associations peuvent varier en fonction des systèmes de croyances et des interprétations individuelles. Il est important de noter que les traditions hindoues et les traditions chinoises ont des bases culturelles différentes, mais certaines personnes incorporent des éléments de différentes traditions dans leurs pratiques spirituelles et énergétiques.

Vous aurez compris que Maître Usui, dans le symbole Hon Sha Ze Sho Nen (本者是正念), a associé le concept des cinq éléments. Il les a intégrés non seulement parce qu'ils évoquent des notions de médecine chinoise, mais aussi pour établir une connexion subtile avec le sixième élément et, par conséquent, avec la force vitale. Cette force vitale est décrite dans le Tome 1 dont voici un extrait :

Dans son ouvrage « La signification de devenir un bouddha dans ce corps » Kobo Daishi déclare : « Les Six Grands Éléments s'interpénètrent sans obstruction et sont en union éternelle ».

**Hon Sha Ze Sho Nen et le Sixième élément**

Le **symbole Reiki Hon Sha Ze Sho Nen** dans le contexte des **cinq éléments chinois** et des **six éléments de Kōbō Daishi** ajoute une dimension intéressante à notre exploration des concepts énergétiques et spirituels.

**Intégration avec les Six Éléments de Kōbō Daishi**

Voyons maintenant comment **Hon Sha Ze Sho Nen** se connecte aux six éléments de Kōbō Daishi :

**Terre (地, Chi)**

**Lien avec Sho (正)** : La Terre représente la stabilité et le soutien et 正 est lié à l'équilibre et la justesse. 正 résonne avec les qualités de la Terre en tant qu'élément stabilisateur.

**Eau (水, Sui)**

**Lien avec Nen (念)** : L'Eau symbolise la fluidité et la sagesse. 念 est lié à la pensée, à l'intention et à la fluidité émotionnelle, ce qui correspond à l'Eau.

**Feu (火, Ka)**

**Lien avec Sha (者)** : Le Feu est associé à la transformation et à l'énergie. 者 peut être lié à la lumière et à la sagesse du Feu, représentatif des qualités énergétiques et transformantes.

**Vent (風, Fū)**

**Lien avec le Bois (木)** : Bien que le Vent ne soit pas directement un des cinq éléments chinois, il est associé au **Bois** qui régule le vent en MTC par le foie, reflétant la dynamique énergétique du Bois.

**Espace (空, Kū)**

**Lien avec l'ensemble des éléments** : L'Espace, ou la vacuité, n'a pas d'équivalent direct dans le système des cinq éléments chinois. Cependant, dans le contexte de Reiki, l'espace peut être interprété comme le champ énergétique dans lequel tous les éléments interagissent. Il est souvent lié à la dimension de la **conscience** et de la **vacuité** dans les enseignements ésotériques.

**Conscience (識, Shiki)**

**Lien avec l'ensemble des éléments** : La Conscience représente l'aspect de l'esprit qui perçoit les autres éléments. En Reiki, **Hon Sha Ze Sho Nen** est utilisé pour accéder à des niveaux de conscience supérieurs, influençant l'ensemble des éléments dans l'énergie et la guérison.

**Les cinq éléments chinois** se connectent bien avec les éléments du **symbole Reiki Hon Sha Ze Sho Nen** en termes de symbolisme et d'énergie. Chaque kanji du symbole Reiki reflète des aspects des cinq éléments, mais aussi se connecte avec les six éléments bouddhistes dans une perspective spirituelle plus large.

Le système des **six éléments de Kōbō Daishi** ajoute des dimensions plus spirituelles comme l'Espace et la Conscience qui complètent les aspects physiques et psychologiques des cinq éléments chinois.

**Hon Sha Ze Sho Nen et Cho Ku Rei**

Le symbole **Cho Ku Rei** est utilisé pour augmenter l'énergie et focaliser le pouvoir.

En décomposant **Cho Ku Rei**

**Cho (象)**

**Élément associé : Terre (地, Chi)**
**Explication : Cho** (象) représente la manifestation physique, ce qui est en harmonie avec les propriétés de la Terre en termes de solidité et de concrétisation.

**Ku (空)**

**Élément associé : Espace (空, Kū)**
**Explication : Ku** (空) signifie « vide » ou « espace », directement lié à l'élément de l'Espace, représentant la vacuité et la base dans laquelle tous les autres éléments interagissent.

**Rei (霊)**

**Élément associé : Conscience (識, Shiki)**
**Explication : Rei** (霊) représente l'esprit et la dimension spirituelle, ce qui se relie bien avec l'élément de la Conscience, qui englobe la perception et l'interaction avec les autres éléments.

**Les cinq éléments** dans **Hon Sha Ze Sho Nen** : Bois (Hon), Feu (Sha), Métal (Ze), Terre (Sho), Eau (Nen) - sont intégrés dans ce symbole, chaque kanji correspondant à un élément spécifique.

**Le sixième élément dans Cho Ku Rei**

**Ku (空)** représente l'Espace (空, Kū), qui est le sixième élément dans le système de Kōbō Daishi.
En combinant ces éléments, on voit comment les symboles Reiki intègrent des concepts énergétiques en lien avec les cinq éléments chinois et le sixième élément, l'Espace. **Hon Sha Ze Sho Nen** couvre les cinq éléments physiques et énergétiques, tandis que **Cho Ku Rei** intègre l'Espace et la Conscience, complétant ainsi le modèle des six éléments.

Les symboles Reiki **Hon Sha Ze Sho Nen** et **Cho Ku Rei** offrent une approche holistique en combinant les cinq éléments chinois avec le sixième élément du système de Kōbō Daishi. **Hon Sha Ze Sho Nen** englobe les aspects physiques et énergétiques tandis que **Cho Ku Rei** ajoute une dimension spirituelle en intégrant l'Espace et la Conscience.

**Intégration de la Force Vitale Universelle**

**Hon Sha Ze Sho Nen** : Intègre la force vitale dans une approche globale en prenant en compte les aspects fondamentaux de la source, de la transformation, de la pureté, de l'équilibre et de l'intention.

**Cho Ku Rei** : Se concentre sur l'amplification et la direction de la force vitale en mettant l'accent sur la concentration de l'énergie et l'intégration de la dimension spirituelle.

En combinant ces deux symboles, on obtient une compréhension complète de la force vitale universelle : **Hon Sha Ze Sho Nen** pour une approche holistique et multidimensionnelle, et **Cho Ku Rei** pour la concentration et l'intensification de l'énergie. Cette synergie montre comment la force vitale peut être intégrée, dirigée et amplifiée dans le processus de guérison et de transformation.

**L'espace et au temps**

Les symboles **Hon Sha Ze Sho Nen** et **Cho Ku Rei** intègrent des aspects liés à l'espace et au temps, ainsi que la force vitale universelle. Voici comment chacun d'eux peut être lié aux notions de l'espace et du temps passé, présent et futur :

**Hon Sha Ze Sho Nen**

Ce symbole est particulièrement puissant pour la guérison à distance et la connexion avec différents aspects du temps et de l'espace.

**Espace (Ku 空)** :

Le **Kanji Ze (是)**, dans **Hon Sha Ze Sho Nen**, fait écho à la notion de clarté et de pureté qui peut être associée à la dimension de l'espace où l'énergie circule librement.

**Ku (空)**, dans **Cho Ku Rei**, représente directement l'Espace, soulignant l'importance de la vacuité dans la circulation et la concentration de l'énergie.

**Temps Passé, Présent et Futur**

**Hon Sha Ze Sho Nen** est utilisé pour adresser des questions liées au passé, au présent et au futur en guérison à distance. En utilisant ce symbole, un praticien peut se connecter avec des événements passés (pour la guérison de traumatismes), travailler sur le présent (pour l'équilibre et la guérison immédiate), et influencer le futur (pour des intentions et des changements souhaités).

**Hon (本)**, qui symbolise la base et l'origine, peut être vu comme une connexion avec le passé, les racines et les causes premières.

**Sho (正)**, avec son aspect d'équilibre, peut être relié au présent en représentant l'harmonie et la stabilité actuelles.

**Nen (念)**, qui implique l'intention et la pensée, est souvent utilisé pour influencer le futur et les résultats souhaités.

**Cho Ku Rei**

Ce symbole est utilisé pour concentrer et amplifier l'énergie sur un point spécifique. Il peut également être associé aux dimensions temporelles.

**Espace (Ku 空)**

Le **Kanji Ku (空)**, représentant l'Espace, est directement lié à la manière dont l'énergie se manifeste et circule dans l'espace.

**Temps Passé, Présent et Futur**

**Cho Ku Rei** est principalement utilisé pour amplifier l'énergie dans le présent. Cependant, il peut également être utilisé pour influencer le passé et le futur en concentrant l'énergie sur un point précis, que ce soit pour une guérison du passé ou pour créer des intentions pour l'avenir.

En visualisant **Cho Ku Rei** dans une situation donnée, on peut envoyer une intention puissante dans le passé (pour la guérison de vieux traumatismes), dans le présent (pour résoudre des problèmes actuels), ou dans le futur (pour atteindre des objectifs et des résultats souhaités).

**Synthèse**

**Espace**

**Hon Sha Ze Sho Nen** et **Cho Ku Rei** intègrent l'idée de l'espace, avec **Cho Ku Rei** en particulier mettant l'accent sur la concentration de l'énergie dans un espace spécifique et **Hon Sha Ze Sho Nen** en utilisant l'espace pour la guérison à distance.

**Temps**

**Hon Sha Ze Sho Nen** couvre les trois dimensions temporelles (passé, présent, futur) par son utilisation pour la guérison à distance et la connexion avec différentes périodes.

**Cho Ku Rei** se concentre principalement sur le présent mais peut être utilisé pour influencer le passé et le futur par la concentration et l'amplification de l'énergie.

En combinant ces deux symboles, on obtient une approche complète qui englobe non seulement la gestion de l'énergie dans l'espace, mais aussi la manipulation du temps pour redresser des aspects du passé, du présent et du futur. Cela montre comment **les symboles Reiki peuvent être utilisés de manière holistique pour travailler avec la force vitale universelle à travers les dimensions temporelles et spatiales.**

**Pour finir, …**

J'espère que ces trois tomes vous auront apporté des éclaircissements sur le système de Maître Usui. Il reste un dernier symbole à découvrir, que nous aborderons dans le quatrième tome. Maître Usui a consacré presque toute la deuxième et troisième partie de sa vie au système de Reiki tel que nous le connaissons aujourd'hui. Il a synthétisé plusieurs systèmes en un seul, ce qui explique pourquoi il est si simple à apprendre en apparence, mais, en profondeur, plus complexe à appréhender.

Paulo

## Poursuis tes rêves

Lieu : ______________________ Le : ____________________

## SHINPIDEN 3<sup>ème</sup> Degré REIKI

Attribué à : ______________________

*Par* : SENSEI (Paulo)

*« L'important ce n'est pas ce que l'on reçoit,*
*L'important est ce que l'on en fait ! »*
*Paulo*

*« Afin d'accomplir mes enseignements, en s'entraînant et en s'améliorant*
*physiquement et spirituellement et en marchant sur un bon chemin en tant*
*qu'être humain, nous devons d'abord guérir notre esprit.*
*Ensuite nous devons garder notre corps en bonne santé.*
*Si notre esprit est en bonne santé et conforme à la vérité, le corps sera en*
*bonne santé naturellement »*
*Usui Sensei.*

## SHINPIDEN 3<sup>ème</sup> Degré REIKI

## Table des matières

# Tome 3

## Reiki

### 3<sup>ème</sup> Degré - Shinpiden

### Poursuis tes rêves

Paulo

www.ingramcontent.com/pod-product-compliance
Lightning Source LLC
LaVergne TN
LVHW051224200726
843510LV00011B/1477